根管治疗失败的真实原因

疑难病例、棘手问题以及根管再治疗的处理策略和法则

（日）鹤町 保 著

侯本祥 王 皓 译

U0198718

北方联合出版传媒（集团）股份有限公司

辽宁科学技术出版社

沈 阳

图文编辑

王静雅 刘 倩 李 峰 刘 娜 张 杰

This is translation of 根管治療で失敗する本当の理由
By 鶴町 保
Original Japanese edition first published by クインテッセンス出版株式会社in 2016
© 2016 クインテッセンス出版株式会社

© 2020，辽宁科学技术出版社。
著作权合同登记号：06-2016第247号。

图书在版编目（CIP）数据

根管治疗失败的真实原因 /（日）鹤町　保著；侯本
祥，王皓译. —沈阳：辽宁科学技术出版社，2020.4（2023.1
重印）

ISBN 978-7-5591-1447-1

Ⅰ.①根… Ⅱ.①鹤… ②侯… ③王… Ⅲ.①牙髓病—
根管疗法 Ⅳ.①R781.305

中国版本图书馆CIP数据核字（2020）第002376号

出版发行：辽宁科学技术出版社
　　　　　（地址：沈阳市和平区十一纬路25号　邮编：110003）
印 刷 者：辽宁新华印务有限公司
经 销 者：各地新华书店
幅面尺寸：210mm×285mm
印　　张：9
字　　数：200千字
出版时间：2020年4月第1版
印刷时间：2023年1月第4次印刷
责任编辑：陈　刚 殷 欣 苏 阳
封面设计：袁　舒
版式设计：袁　舒
责任校对：李　霞

书　　号：ISBN 978-7-5591-1447-1
定　　价：128.00元

投稿热线：024-23280336
邮购热线：024-23280336
E-mail:cyclonechen@126.com
http://www.lnkj.com.cn

译者前言

近30年来，由于我国综合国力和经济实力的提高，口腔医学处于快速发展期，在各个方向都取得了显著成就，增强了患者对口腔疾病治疗的信心，提升了人们对牙齿的保护意识。牙体牙髓病学是口腔医学中非常重要的临床学科之一，牙体牙髓病医生努力工作的目标是最大限度地保存患者的天然牙。随着镍钛机用根管预备系统、热牙胶根管充填系统、牙科显微镜、锥形束CT、生物充填材料等广泛应用于牙髓病治疗中，很多过去认为无法治疗的患牙，在新的设备和技术的支持下已然可以完成牙髓治疗，患牙得以保留。因此，牙髓治疗特别是现代根管治疗技术成为口腔临床医学中备受关注的热点。

大量临床研究资料证明，现代根管治疗有很高的成功率。但是，既然有成功率，也就意味着还有失败的可能。成功会给医生和患者带来欣喜，失败却会承受痛苦或自责。避免不必要的失败，是每一位牙髓病医生都渴望得到的技能。日本大学齿学部鹤町保教授的专著《根管治疗失败的真实原因》为临床医生解答了在进行根管治疗时经常疑惑的问题，有极好的针对性和实用性，相信可以帮助医生提高对根管治疗的认识，提升临床治疗水平。

由于日常工作繁忙，此书译稿久压案头未能上交，拖延了译著的出版时间，对原著作者深表歉意。此书翻译过程中，得到了北方联合出版传媒（集团）股份有限公司陈刚编辑的关照和帮助，首都医科大学附属北京口腔医院于梦琪医师、黄晓想医师、李米雪子博士等在审校过程中给予了帮助，在此一并致谢。

为了表示对原著的尊重，忠实地反映作者的观点和理念，在翻译过程中力求准确表达原意。但由于译者水平有限，可能存在一些疏漏或错误，敬请同道批评指正。

侯本祥　王　皓

2019年5月25日

根管治疗是大多数口腔专科医院或诊所的日常工作。在临床工作中，仅用大学里所学的基础理论知识和技能很难应对每天的复杂病例。30岁左右的口腔医生可能为大学里学到的牙髓病治疗的基础知识和临床上要求掌握的先进理论与技能之间存在差距而烦恼。并不是说学生时代所学的理论知识和技术不能用于临床，而是从临床专家这个角色出发，若不掌握这些基本知识，有可能出现方向性错误。因此毕业后在工作中积极地钻研日新月异的牙髓病治疗方法，提高自身的临床技能以解决临床问题是当务之急。有句比较苛刻的话是**"不够坚强做不了根管治疗，不够细致就没有资格治疗"**。

本书可以帮助口腔全科医生填平基础知识和临床实用知识及技能之间的沟壑，聚焦临床上经常遇到且有代表性的病例，通俗易懂地解释根管治疗为什么会失败。不仅介绍了根管治疗的严酷实情，也提供了解决这些问题的具体措施。

"欧美由于对专科医生的教育投入了大量的时间和资金，牙髓病专科医生知识和技术非常优秀，因此临床失败非常少"，这种说法有一定道理，但原因绝不仅于此。

在牙髓病治疗中，根管治疗包括根管再治疗是在不能直接观察的部位，完全依赖于口腔医生的手进行的外科式治疗。因此，根管治疗的成败，取决于口腔医生对设备和器械正确作用的理念与技术。"选对医生，延长寿命"这句话妙不可言。技术上的认可，会大幅度增加患者和术者之间的信赖关系。掌握在其他门诊难以治疗的患牙的救治技术，不仅可以为口腔医生带来自豪感，也能因此获得更多患者的信任，这可以说是口腔门诊经营策略中最有效的方法。

与可以直接观察进行操作的牙体预备和窝洞制备不同，经常听到医生在根管治疗时担心自己能否顺利完成。这是因为根管治疗后如果患牙的临床症状缓解或消失，可以暂且认为有治愈的可能，这种模糊的评判标准，导致术者对疗效的判断没有充分的自信。

有时患者通过X线片检查发现病变而进行根管治疗，而治疗却诱发了之前完全没有的疼痛和肿胀，这对于术者而言如同经历一场灾难。不可否认，很多医生认为根管治疗是一种"吃力不讨好"，要尽可能避开的治疗方法。

另一方面，牙髓病治疗经常被称作"口腔治疗的基础"。因为即使患者已获得满意的具有美观和功能性的修复体，如果留有未经治疗的牙髓问题，日后不可避免地会产生棘手的问题。

本书作为在临床上为**处理失败病例和根管再治疗病例而苦恼的口腔全科医生的指导用书，通过具体病例，对治疗"方案"和"原则"进行解析，**并且对现代牙髓病治疗学的发展动态以及如何运用这些新方法和新技术做了充分的阐述。

鹤町　保

日本大学齿学部保存学Ⅱ牙髓病学教研室

2016年1月

作者简历

鶴町　保

1975年　日本大学齿学部毕业

1980年　日本大学齿学部研究生院（牙科临床系）毕业

1983—1985年　美国哈佛大学牙学院留学

1991年　日本齿科保存学会执业医师

2002年　日本齿科保存学会指导医师

2003年　research affiliate in cytokine biology (the Forsyth institute in Boston)

2008年　日本齿科保存学会齿保存治疗专科医师，指导医师

2008年　获日本齿科保存学会学术奖

2010年　日本大学齿学部副教授

2013年　日本大学齿学部教授

主要著作：

鶴町　保. STANDARD KNOWLEDGE：歯内歯の鑑別診断と治療法. the Quintessence. 2003, 22（1）：197-204.

鶴町　保.症例 PLAY BACK—あの症例は今……：根管内チューブ療法の追跡ビフォー・アフター. the Quintessence. 2005, 24（5）：125-134.

鶴町　保.フィステル発現様病変を観察し根管治療を極めるための鑑別診断（1, 2）. the Quintessence. 2005, 24（11, 12）：96-105, 18-125.

鶴町　保.Q&Aで学ぶ明日に役立つ臨床アドバイス『エンド編』（1〜6）. the Quintessence. 2009, 28（1-6）.

鶴町　保. 長期症例に学ぶその治療は果たして適正であったか？：再根管治療歯と闘う長期経過観察3症例の根管治療史. TheQuintessence. 2011, 30(6):120-132.

鶴町　保. 巻頭 SCIENCE1枚の写真から、融合上顎側切歯の分割・再植. the Quintessence. 2014, 33（5）：3-4.

Dewhirst F, Stashenko P, Mole J, Tsurumachi T. Purification and partial sequence of human osteoclast activating factor: identity withinterleukin-1 B. Journal of Immunology. 1985, 135(4): 2562-2568.

Tsurumachi T, Saito T. Treatment of large periapical lesions by inserting a drainage tube into the root canal. Endodontics Dental Traumatology.1995, 11(1):41-46.

Tsurumachi T, Hayashi M Takeichi O Non-surgical root canal reatment of dens invaginatus type 2 in a maxillary lateral incisor. International Endodontic Journal. 2002, 35(1): 68-72.

Tsurumachi T, Kuno T. Endodontic and orthodontic treatment of a cross-bite fused maxilary lateral incisor. International Endodontic Journal.2003, 36(2):135-142.

Tsurumachi T, Hayashi M. Long-term observation of endodontic surgical intervention to treat root perforation and apical periodontitis Λ case report of an amalgam-restored tooth. Quintessence International. 2003, 34(9): 674-677.

Tsurumachi T. Endodontic treatment of an invaginatedmaxilary lateral incisor with a periradicular lesion and a healthy pulp. International Endodontic Journal. 2004, 37(10):717-723.

Tsurumachi T, Honda K. A new cone beam computerized tomography system for use in endodontic surgery. International Endodontic Journal. 2007, 40(3):224-232.

Tsurumachi T, Kakehashi Y. Autotransplantation of a maxilary third molar to replace a maxillary premolar with vertical root fracture. InternationalEndodontic Journal. 2007, 40(12): 970-978.

Tsurumachi T, Ohshima T, Furutoyo I. Use of a crown fragment to establish favorable temporary crown. Dental Traumatology. 2008, 24(5): 574-577.

Tsuumachi T, Kun T. Autotransplantation of a maxillary first premolar to replace an ankylosed maxillary incisor: 7-year follow-up. InternationalEndodontic Journal. 2011, 44(9): 863-875.

目录

第一篇　根管治疗的基础

第1章　为什么会出现疾病或病变？是否能治愈？　　12

　1-1　大面积的根尖周病变是否难以治疗？　　12
　1-2　复杂的根管系统　　14
　1-3　根管清理、成形的目标是什么？　　15
　1-4　软组织和硬组织同时处理时，伴随着风险和恐惧　　17
　深度理解之文献1　非手术根管再治疗疗效如何？　　19
　专栏1　牙髓病治疗的黑暗时代　　20

第2章　正确判断病因——如何应对疾病或病变？　　21

　2-1　正确地检查和诊断　　21
　2-2　病源牙不明确　　23
　2-3　容易和窦道相混淆的病变　　26
　深度理解之文献2　关于牙源性窦道的前瞻性研究　　31

第3章　根管清理、冲洗液以及冲洗方法的灵活运用　　32

　3-1　如何熟练使用次氯酸钠？　　33
　3-2　如何熟练使用EDTA溶液？　　34
　3-3　如何熟练掌握超声荡洗？　　35
　3-4　负压冲洗法　　36
　深度理解之文献3　美国的牙髓治疗专科医生采用的根管冲洗法　　39

第4章　如何充分发挥根管消毒剂的作用？　　40

　4-1　根管消毒剂的选择标准　　41
　4-2　为什么用氢氧化钙制剂封药？　　41
　4-3　药物可能带来的风险　　43
　深度理解之文献4　牙髓摘除治疗后出现的根尖周病变和临床不适症状——
　"一次治疗"和氢氧化钙封药的"二次治疗"方法的临床疗效比较　　47

第二篇　牙髓病治疗的棘手问题

第5章　治疗后疼痛不能消除　　50

5-1　拔髓后的疼痛不用担心　　50
5-2　超预备　　52
5-3　疑似遗漏根管　　54
5-4　不能消除的疼痛，原因不明　　56
深度理解之文献5　针对急性口腔颌面部疼痛的镇痛——采取的措施　　59

第6章　渗出液、脓液排出不止　　60

6-1　少量持续的根管渗出液　　61
6-2　大量持续的根管渗出液　　63
6-3　大量的无法控制的根管渗出液　　65
更详细！　"根管内引流管法"　　70
深度理解之文献6　大范围的根尖周病变需要根管内留置引流管吗?　　74

第7章　根管极端狭窄、钙化，扩大、预备困难　　75

7-1　可见根尖周围病变，器械不能到达　　76
7-2　找不到根管口　　79
7-3　有外伤既往史的牙的根侧部可见病变　　81
7-4　无论如何无法进行根管扩大、预备　　83
深度理解之文献7　根管狭窄、根管钙化的诊断与治疗策略　　86
专栏2　能征服上颌侧切牙的牙科医生，必可征服牙髓治疗　　87

第8章　根管壁穿孔　　88

8-1　根管治疗（非手术）处理根管壁穿孔　　89
8-2　联合应用非手术根管治疗与根管外科手术治疗根管壁穿孔　　92
8-3　应用外科的牙髓治疗法处置根管壁穿孔　　95
深度理解之文献8　根管壁穿孔——分类和治疗方法　　99

第9章　器械折断　　100

9-1　推出根尖孔的折断器械　　101
9-2　上颌前磨牙内的器械折断　　103
9-3　折断器械进入上颌窦　　106
深度理解之文献9　根管扩大用的镍钛器械折断后如何取出?　　111
专栏3　用镍钛锉进行根管预备导致根折　　112

第10章　根管充填的难点 · · · · · · 113

10-1 粗大且不规则的根管 　114

10-2 复杂根管（融合牙）的处理 　116

10-3 牙根内吸收牙 　119

深度理解之文献10 侧方加压法和单尖法充填磨牙根管的比较研究 　124

专栏4 根管封闭剂的必要性 　125

第三篇　牙髓病治疗的疗效观察

第11章　根管再治疗的远期疗效观察 · · · · · · 128

11-1 疼痛和肿胀经久不消 　128

11-2 大范围的根尖周病变 　133

11-3 根尖周病变多年后复发 　135

深度理解之文献11 在根管牙本质小管内残留的细菌的命运和作用 　141

结束语 · · · · · · 142

第一篇

根管治疗的基础

第1章

为什么会出现疾病或病变？是否能治愈？

疾病或病变的发生源于因果关系。病因存在，机体反应（炎症及免疫应答）的结果就是出现病变。治疗的基础是"人体自身具有自愈能力"，治疗本质在于激发每位患者自身的自愈能力。

前言

牙髓炎及根尖周炎等牙髓疾病的病因主要是由于细菌侵入牙髓，在根管系统（root canal system）内产生病原性物质。因此，牙髓病的治疗目标是通过根管治疗去除根管内部的病原性物质，保持根管内的洁净状态。如果能做到这点，机体的自然治愈能力会随之提高，疾病也就能治愈。

1-1　大面积的根尖周病变是否难以治疗？

指南 根据临床经验，简单地认为"X线片显示根尖周大范围病变的牙不易治疗"的牙科医生很多，但是，**不能轻易下"常规根管治疗难以治疗大范围病变"的结论。根管治疗的对象，并不是大面积低密度影所对应的根尖周组织，而是引起病变的受到感染的狭小根管系统（图1-2a~f）**。通过常规根管治疗能否治愈根尖周病变，主要在于是否去除了根管内的病原性物质。

然而，有研究报告指出：细菌等病原性物质并不只局限于根管内，也有附着于根管外（extraradical endodontic infection）和根尖周病变内（**图1-1a~d**）的情况。研究认为即使根管内（原发病灶）无菌化，根尖周病变内（继发病灶）的感染也会持续，这使得曾经致力于清除根管内感染的治疗策略受到很大的冲击。

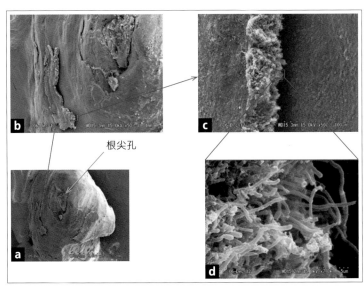

根尖孔

图1-1a~d　上颌腭根根尖孔处可见丝状真菌菌群。

病例
1　根尖周大面积病变消失

患者　44岁，男性。

主诉　咀嚼无力。

现病史　4～5年前，疲劳时下颌前牙的根尖部牙龈会肿胀，因无疼痛未就诊。最近在公司体检时发现根尖周大面积病变，转诊至我院。

病例说明

X线片可见在下颌前牙根尖周大面积透射影，由口腔外科转诊来牙髓病科治疗。以患牙为中心的下颌前牙部的牙髓电活力测试（EPT）及叩诊（-），两侧邻牙牙髓活力（+）。水平及垂直叩诊结果，患牙的垂直叩诊稍有不适，余前牙无

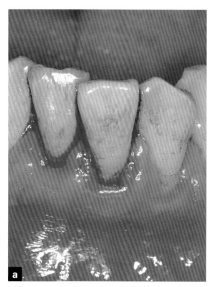
图1-2a　初诊时，可见牙龈出血。

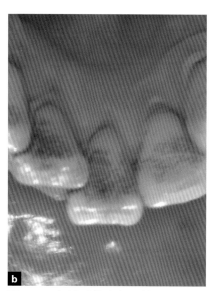
图1-2b　初诊时的咬合面观。

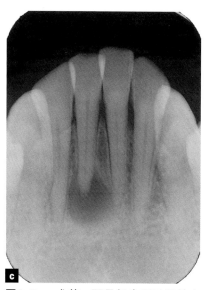
图1-2c　术前，可见根尖周局限性大范围透射影。

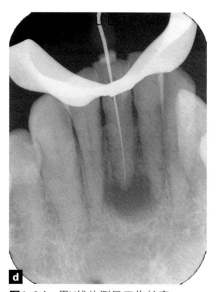
图1-2d　用X线片测量工作长度。

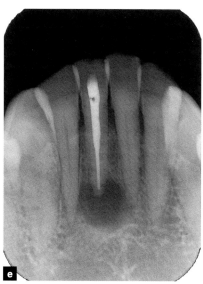
图1-2e　根充后即刻影像。

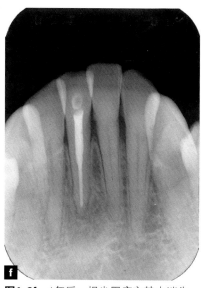
图1-2f　1年后，根尖周病变基本消失。

异常。

用高速手机开髓，治疗感染根管。术前X线片显示髓腔边界清晰，用#20锉可以毫无阻力地到达根尖处。结合根尖定位仪及X线片测量工作长度。

在1个月后，即完成根管感染控制且症状减少后，使用侧方加压法完成根管充填。

1年后复查，疗效良好。

成功法则
① "根尖周大范围病变不能通过根管治疗治愈"的观点是错误的。
②下颌前牙的根管形态复杂。

1-2　复杂的根管系统

指南　大量研究已经证明了根管构造的复杂性。实际上随着对其复杂性了解的增加，对根管治疗的恐惧也会不自觉地增加。由于手用预备器械和根管冲洗液不容易到达**根分叉区及网状根管**等部位，所以最近盛行的根管机械预备优先的观点值得商榷。

另外，根管壁的牙本质内存在很多牙本质小管（**图1-3**），牙髓根尖周疾病的患牙的牙本质小管深层有入侵的细菌，采用什么方法清除是一个问题。复杂根管最可靠的治疗方法是尽可能地保留与生俱来的牙髓（牙髓被称为最好的根管充填剂），最理想的是"不进行根管治疗"。如果能适当增加保存牙髓的治疗，可以减少牙科医生的苦恼，也会减轻患者不必要的负担。

问题是，拔髓治疗后，可能会出现疾病复发的情况。经常听牙科医生说现在临床上的根管治疗大部分是再治疗。为了不进行复杂牙的再治疗，在初次治疗时，就必须有绝对不能失败的强烈决心。因此，我们必须详细**了解侵入根管内细菌的种类和生存状态，并必须掌握彻底清除根管内感染的方法**。

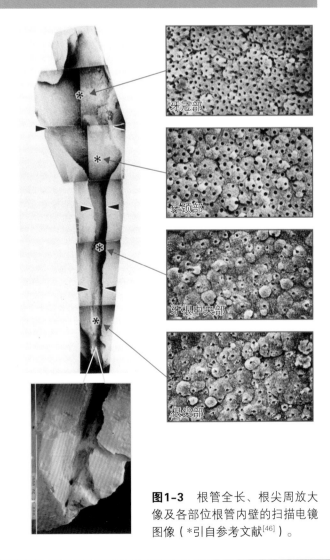

牙冠部

牙颈部

牙根中央部

根尖部

图1-3　根管全长、根尖周放大像及各部位根管内壁的扫描电镜图像（*引自参考文献[46]）。

1-3　根管清理、成形的目标是什么？

指南　根管治疗是将细菌入侵与机体防御反应之间的平衡向有利于机体愈合的方向调整。为了达到这个目的，以下"根管治疗的基本治疗步骤"非常重要（**图1-4**）。

①根管扩大、成形；

②根管清理、消毒；

③根管充填。

根管扩大、成形从**"根尖孔位置的确定"**和**"根尖周扩大到多大尺寸"**开始。

根尖孔的位置

过去一般使用X线片测量根尖孔位置，但是现已公认这种方法存在局限性。目前广泛使用通过测量到达牙周膜的电极针和回路电极之间的电阻来确定根尖孔（根尖狭窄区）位置的**根尖定位仪**与X线片来确定根尖孔的位置（**图1-5a，b**）。开始用较细的初尖锉（initial apical file，IAF）感知确认根尖狭窄区的位置后，接下来用比初尖锉大2~3号的主尖锉（master apical file，MAF）扩大到根尖区（**图1-6**）。

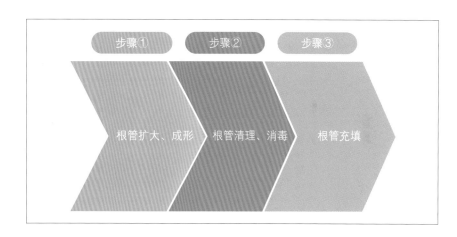

图1-4　根管治疗的基本步骤。

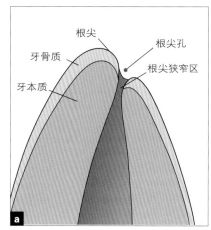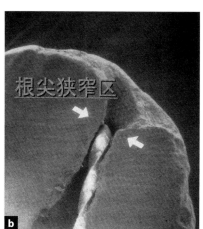

图1-5a，b　根尖孔（根尖狭窄区）的位置。**a.** 模式图；**b.** 电子显微镜像。锉尖端到达狭窄区。

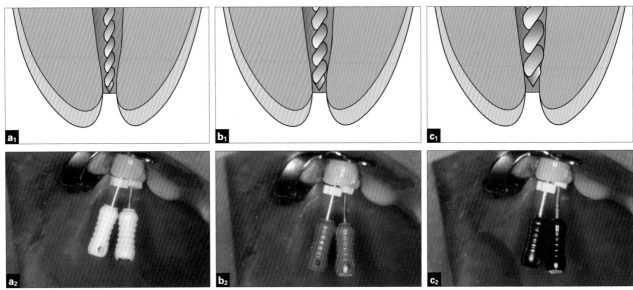

图1-6a 根管长度（工作长度）的测定（#15）。 **图1-6b** 用初尖锉，感知根尖狭窄区（#20～#25）。 **图1-6c** 用主尖锉最终扩大根尖周（#35～#40）。用比初尖锉粗2～3号的主尖锉完成根尖周的扩大。

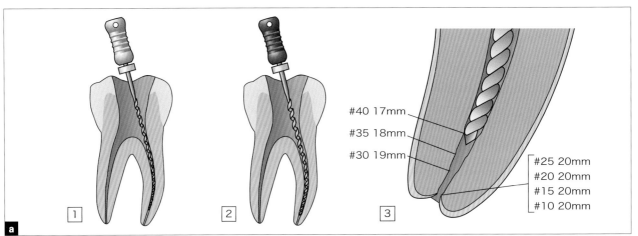

图1-7a 逐步后退法。同时结合标准法，#10～#25的器械有弹性，到达工作长度后扩大。从#30开始，深入的长度逐次缩短1mm，形成上段逐渐敞开的根管形态。

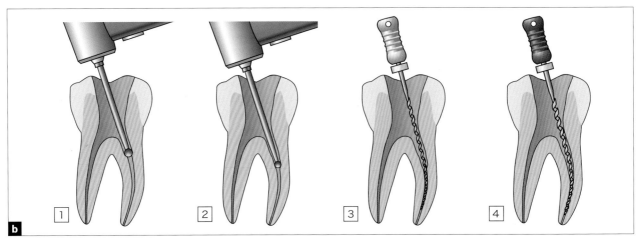

图1-7b 逐步深入法或冠向下预备法。用从粗到细的GG钻扩大到根管中央部。用手用锉依次扩大根尖周（#15～#40）。使用镍钛旋转切削器械时，称之为冠向下预备法。

根尖孔的大小

根据研究根尖孔（根尖狭窄区）大小的文献显示，除了根尖孔未形成的牙齿，根尖孔的直径**为0.2～0.3mm，不分牙位和年龄**。因而预测**初尖锉是#20～#30，主尖锉是#35～#40**。

根管预备法

根管全长预备法，是以从根尖周开始预备的标准预备法（Ingle，1961）为基础，发展出了逐步后退法（Schilder，1974）（**图1-7a**），其后发明了从牙冠侧开始预备的逐步深入法（Goerig et al，1982）。当使用镍钛旋转切削器械时，称之为冠向下法。使用手用根管扩大器械预备时，逐步后退法已经普及，**弯曲根管及利用机械力（机用器械）预备时，一般采用逐步深入法和冠向下法（图1-7b）**。

1-4　软组织和硬组织同时处理时，伴随着风险和恐惧

指南　根管治疗的对象是软组织（牙髓）和硬组织（牙本质），治疗时熟知两种组织的特性非常重要。与"牙髓是软组织，牙本质是硬组织"的这种概念不同，最近提倡两者是**"牙髓牙本质复合体"**（**图1-8**）这种理念。换言之，无论从胚胎学上还是功能上两者都被看作是相同组织，从这一点上也可以理解随着年龄增长，部分牙髓变性形成牙本质。除髓腔增龄性狭窄外，各种原因引起的牙髓钙化变性及髓石的形成，都有可能导致根管闭锁。其结果是增加了根管治疗的难度。

为了减少拔髓后在根管壁上残留的牙髓组织，清除根尖周炎患牙的根管内的坏死组织和腐败分解物，**使用对软组织和硬组织有效，可以溶解有机物和无机物的化学冲洗剂**，对根管预备和成形具有很大意义。

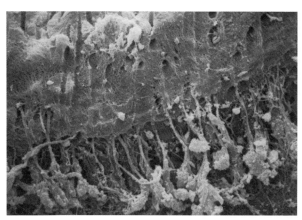

图1-8　牙髓牙本质复合体的电镜图像。

参考文献

[1] Kuttler Y. Microscopic investigation of root apexes. J Am Dent Assoc 1955；50：544-552.

[2] Kuttler Y. Classification of dentine into primary, secondary, and tertiary. Oral Surg Oral Med Oral Pathol 1959；12：996-1001.

[3] Grahnen H, Hansson L. The prognosis of pulp and root canal therapy. A clinical and radiographic follow-up examination. Odontol Rev 1961；12：146-165.

[4] Bender IB, Seltzer S. Roentgenographic and direct observation of experimental lesions in bone.：I　J Am Dent Assoc 1961；62：152-160.

[5] Seltzer S, Bender IB, Turkenkopf S. Factors affecting successful repair after root canal therapy. J Am Dent Assoc 1963；67：651-662.

[6] Grossman LI, Shepard LI, Pearson LA. Roentgenologic and clinical evaluation of endodontically treated teeth. Oral Surg Oral Med Oral Pathol 1964；17：368-374.

[7] Kakehashi S, Stanly HR, Fitzgerald RJ. The effects of surgical exposures of

dental pulps in germ-free and conventional laboratory rats. Oral Surg Oral Med Oral Pathol 1965；20：340-349.

[8] Bender IB, Seltzer S, Soltanoff W. Endodontic success-A reappraisal of criteria, part 1. Oral Surg Oral Med Oral Pathol 1966；22：780-789.

[9] Bender IB, Seltzer S, Soltanoff W. Endodontic success-A reappraisal of criteria, part Ⅱ. Oral Surg Oral Med Oral Pathol 1966；22：790-802.

[10] Philippas GG, Applebaum E. Age factor in secondary dentin formation. J Dent Res 1966；45：778-789.

[11] Goldman M, Pearson A, Darzenta N. Endodontic success-Who's reading the radiograph? Oral Surg Oral Med Oral Pathol 1972；33：432-437.

[12] Tronstad L. Ultrastructual observations on human coronal dentin. Scan J Dent Res 1973；81：101-111.

[13] Goldman M, Pearson A, Darzenta N. Reliability of radiographic interpretations. Oral Surg Oral Med Oral Pathol 1974；38：287-293.

[14] Whittaker DK, Kneale MJ. The dentine-predentine interface in human teeth. A scanning electron microscope study. Br Dent J 1979；146：43-46.

[15] Tidmarsh BG. Micromorphology of pulp chambers in human molar teeth. Int Endod J 1980；13：69-75.

[16] Bender IB. Factors influencing the radiographic appearance of bone lesions. J Endod 1982；8：161-170.

[17] Shellis RP. Structural organization of calcospherites in normal and rachitic human dentine. Arch Oral Biol 1983；28：85-95.

[18] Vasiliadis L, Darling AI, Levers BGH. The histology of sclerotic human root dentine. Arch Oral Biol 1983；28：693-700.

[19] Reit C, Hollender L. Radiographic evaluation of endodontic therapy and the influence of observer variation. Scand J of Dent Res 1983；91：205-212.

[20] Taylor GN. Advanced techniques for intracanal preparation and filling in routine endodontic therapy. Dent Clin North Am 1984；28：819-832.

[21] Dummer PMH, Mcginn JH, Rees DG. The position and topography of the apical canal constriction and apical foramen. Int Endod J 1984；17：192-198.

[22] Vertucci FJ. Root canal anatomy of the human permanent teeth. Oral Sug Oral Med Oral Pathol 1984；58：589-599.

[23] van der Stelt PE Experimentally produced bone lesions. Oral Sug Oral Med Oral Pathol 1985；59：306-312.

[24] Randow K, Glantz P-O, Zoger B. Technical failures and some related clinical complications in extensive fixed prosthodontics. An epidemiological study of long-term clinical quality. Acta Odontol Scand 1986；44：241-255.

[25] Nitzan DW, Michaeli Y, Weinreb M, Azaz B. The effect of aging on tooth morphology: a study on impacted teeth. Oral Surg Oral Med Oral Pathol 1986；61：54-60.

[26] Bhaskar SN. Orban's oral histology and embryology. 10th ed. St Louis：CV Mosby, 1986：101-134.

[27] Provenza DV, Seibel W. Oral Histology：inheritance and development 2nd ed. Philadelphia：Lea & Febiger, 1986：264-290.

[28] Tronstad L, Barnett F, Riso K, Slots J. Extraradicular endodontic infections. Endod Dent Traumatol 1987；3：86-90.

[29] Shah N. Nonsurgical management of periapical lesions：a prospective study. Oral Surg Oral Med Oral Pathol 1988；66：365-371.

[30] Stein TJ, Corcoran JF. Anatomy of the root apex and its histologic changes with ages. Oral Surg Oral Med Oral Pathol 1990；69：238-242.

[31] Fukushima H, Yamamoto K, Hirohata K, Sagawa H, Leung KP, Walker CB. Localization and identification of root canal bacteria in clinically asymptomatic periapical pathosis. J Endod 1990；16：534-538.

[32] Tronstad L, Barnett F, Cervone F. Periapical bacteria plaque in teeth refractory to endodontic treatment. Endod Dent Traumatol 1990；6：73-77.

[33] Tronstad L, Kreshtool D, Barnett F. Microbiological monitoring and results of treatment of extraradicular endodontic infection. Endod Dent Traumatol 1990；6：129-136.

[34] Barnett F, Stevens R, Tronstad L. Demonstration of Bacteroides intermedius in periapical tissue using indirect immunofluorescence microscopy. Endod Dent Traumatol 1990；6：153-156.

[35] Shellenberg U, Krey G, Bosshardt D, Nair PNR. Numerical density of dentinal tubules at the pulpal wall of human permanent premolars and third molars. J Endod 1992；18：104-109.

[36] Thomas GJ, Whittaker DK, Embery G. A comparative study of translucent apical dentine in vital and non-vital human teeth. Archs Oral Biol 1994；39：29-34.

[37] Newman HN. Focal infection. J Dent Res 1996；75：1912-1919.

[38] Huumonen S, Orstavik D. Radiological aspects of apical periodontitis. Endod Topic 2002；1：3-25.

[39] Murray PE, Stanley HR, Matthews JB, Sloan AJ, Smith AJ. Age-related odontometric changes of human teeth. Oral Surg Oral Med Oral Pathol Radiol Endod 2002；93：474-482.

[40] Smith AJ. Dentin formation and repair. In：Seltzer and Bender's Dental Pulp, Hargreaves KM, Goodis HE eds, Chicago：Quintessence publishing 2002：41-62.

[41] Oztan MD. Endodontic treatment of teeth associated with a large periapical lesion. Int Endod J 2002；35：73-78.

[42] Barthel CR, Zimmer S, Trope M. Relationship of radiologic and histologic signs of inflammation in human root-filled teeth. J Endod 2004；30：75-79.

[43] Cahskan MK. Nonsurgical retreatment of teeth with periapical lesions previously managed by either endodontic or surgical intervention. Oral Surg Oral Med Oral Pathol Oral Radiol Endod 2005；100：242-248.

[44] Camargo CHR, Siviero M, Camargo SEA, de Oliveira SHG, Carvalho CAT, Valera MC. Topographical, diametral, and quantitative analysis of dentin tubules in the root canals of human and bovine teeth. J Endod 2007；33：422-426.

[45] Soares CJ, Santana FR, Silva NR, Preira JC, PereiraCA. Influence of the endodontic treatment on mechanical properties of root dentin. J Endod 2007；33：603-606.

[46] Tsurumachi T, Huang TJ, Zhang W, Hayashi M, Ogiso B. Scanning electron microscopic study of dentinal pulpal walls in relation to age and tooth area. J Oral Sci 2008；50：199-203.

[47] Ricucci D, Siqueira JF Jr. Anatomic and microbiologic challenges to achieving success with endodontic treatment：a case report. J Endod 2008；34：1249-1254.

[48] Marcos-Arenal JL, Rivera EM, Caplan DJ, Trope M. Evaluating the paper point technique for locating the apical foramen after canal preparation. Oral Surg Oral Med Oral Pathol Radiol Endod 2009；108, e101-e105.

[49] ElAyouti A, Dima E, Löst C. A tactile method for canal length determination in teeth with open apices. Int Endod J 2009；42：1090-1095.

[50] Hecker H, Bartha T, Löst C, Weiger R. Determining the apical preparation size in premolars：part Ⅲ. Oral Surg Oral Med Oral Pathol Radiol Endod 2010；110：118-124.

[51] Ricucci D, Siqueira JF Jr. Fate of the tissue in lateral canals and apical ramifications in response to pathologic conditions and treatment. J Endod 2010；36：1-15.

[52] Kottoor J, Sudha R, Velmurugan. Middle distal canal of the mandibular first molar：a case report and literature review. Int Endod J 2010；43：714-722.

[53] Merdad K, Sonbul H, Bukhary S, Reit C, Birkhed D. Caries susceptibility of endodontically versus nonendodontically treated teeth. J Endod 2011；37：139-142.

深度理解
之文献
1

非手术根管再治疗疗效如何？

【文献来源】

Cahskan MK. Nonsurgical retreatment of teeth with periapical lesions previously managed by either endodontic or surgical intervention. Oral Surg Oral Med Oral Pathol Oral Radiol Endod 2005；100：242-248.

研究材料和方法

■ 调查了在Ege大学牙学院牙髓科治疗的71名患者（男性42名，女性29名）的根管再治疗牙90颗。其中，"非手术"根管治疗牙79颗，"根尖手术"治疗牙11颗，单根牙53颗，双根牙27颗，3根牙10颗。

■ 随后因服用药物、X线片无根尖周病变、重度牙周病松动明显等原因，4颗牙被排除。

■ 患者至少2年前经过非手术根管治疗或手术治疗，X线片根尖周有2～11mm透射影像。

■ 患牙根管充填情况，紧密且根尖周2mm内封闭良好的26颗，不良的64颗。有临床症状的50颗，其他无症状。

研究摘要

■ 回顾性研究经"手术"或"非手术"根管再治疗患牙86颗。完全治愈53颗（61.6%），不完全治愈12颗（14%），失败21颗（24.4%）。

① "非手术"根管再治疗（75颗）

病变大小在5mm以下的41颗牙中，完全治愈的28例（68.3%），在3～4年后不完全治愈的5例（12.2%）。病变大小在5mm以上的34颗牙中，完全治愈的20例（58.8%），在3～4年后不完全治愈的5例（14.7%）。根管再治疗的成败与X线片的病变大小无统计学上的差异。

② "手术"根管再治疗（11颗）

病变的大小在5mm以上的5例（45.5%）完全治愈，在3～4年后不完全治愈的2例（18.2%）。

判定"非手术"治疗17颗牙和"手术"治疗的4颗牙为失败病例。其中，2颗因重度牙周炎而拔除，其余的失败牙行根管再治疗。

■ 对于牙髓治疗失败病例，从冠向可以治疗的，选择常规的根管再治疗。

■ 查阅根管再治疗疗效的临床研究文献发现，根管充填的时机、X线片上的病变大小、根管充填材料到达根尖的位置等对预后影响较大。

■ 另一方面，有报告认为判断根尖周病变治愈的观察期间应为2年甚至4～5年，现在观点还没有统一。

■ 在该论文中，完全治愈病例的80%和失败病例的70%是在2年内判明的，笔者认为这是最少的观察时间。

■ 根管再治疗患牙，首先常规采用"非手术"的根管再治疗方法治疗根尖周病变是明智之举。

研究的结果和结论 ——临床医生关注点

①既往有过牙髓治疗的患牙，X线片上根尖周病变的发生率为25%～35%。

②对于有根尖周病变患牙的治疗，手术治疗比非手术治疗的疗效更低。

③大部分再治疗患牙，"非手术"根管再治疗取得了良好的效果。

专栏 1	**牙髓病治疗的黑暗时代**

　　病灶感染学说，即身体的一部分一旦有炎症，炎症自身的症状虽然轻，但这成为在其他脏器产生病变的原因。该学说作为主流的时期是牙髓病治疗的黑暗时代（20世纪10年代），由于"感染的牙齿是（全身疾病）感染源"的牙源性病灶感染学说的观点，对于盖髓和活髓切断失败的患牙、不合适的根管治疗和原因不明的牙髓坏死等患牙，全部进行拔除（**图1-9**）。但是，1949年美国风湿病协会在《风湿病指南》中提出警告，认为"牙、扁桃体、胆囊等的脏器，除了其自身疾患必须切除外，不应该切除。实际上，拔除全部的牙齿不仅无益，而且从妨碍营养摄入角度上看，会对患者造成伤害"，这为病灶感染的观点发生改变带来希望。

　　牙髓病治疗领域以此为契机发生了重大变革，Grossman等大力提倡牙齿保存的重要性，确立了当代牙髓病学（endodontics）的基础。

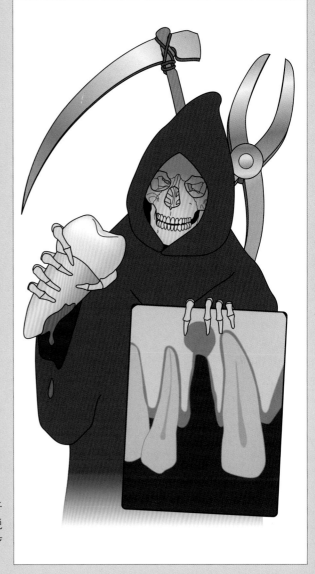

图1-9　在牙髓病治疗的黑暗时代（20世纪10年代），由于"感染的牙齿是（全身疾病）感染源"的牙源性病灶感染学说的观点，对于盖髓和活髓切断失败的患牙、不合适的根管治疗和原因不明的牙髓坏死等患牙，全部进行拔除。

第2章

正确判断病因
——如何应对疾病或病变？

以正确的诊断为基础，才能实施准确的治疗。所谓"正确的诊断"是依赖可靠的检查和检查结果以及对结果的正确分析。诊断到治疗的过程与术者的临床思维密切相关，临床思维混乱是导致误诊和治疗差错的原因。

前言

常见的与根管治疗相关的疾病是牙髓炎和根尖周炎。这两种疾病发病机制相同，不同之处在于是否波及牙槽骨。两者都是由于细菌入侵引起炎症，其结果是引起机体防御反应（**图2-1**），最终导致牙髓组织和根尖周组织被破坏。

牙髓炎的治疗，是阻止根管内的炎症波及根尖周组织。而根尖周炎的治疗则是去除引起根尖周组织病变的来自根管内的感染。

因此，非常有必要考虑保存患牙的方法和策略。作为新磨难的第一步，现在很多临床医生每天都战斗在根管治疗第一线。

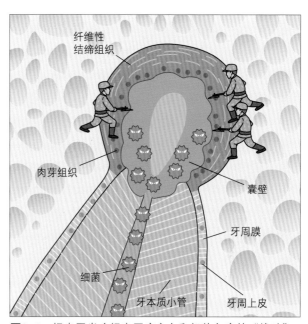

图2-1 根尖周炎（根尖周病变）和机体免疫的"战斗"。

纤维性结缔组织
肉芽组织
囊壁
牙周膜
细菌
牙本质小管
牙周上皮

2-1 **正确地检查和诊断**

指南 对于牙髓病学的诊断和治疗方法，需要在收集各种能够得到的患牙信息资料的基础上，进行分析和判断再做决定。然而临床上准确判断牙齿内部的病变非常困难，也无椅旁可以快速、简单的检查方法。也就是说，不能正确地掌握作为病因的牙髓组织的感染程度，只能笼统地诊断为感染根管，

正确地检查和诊断

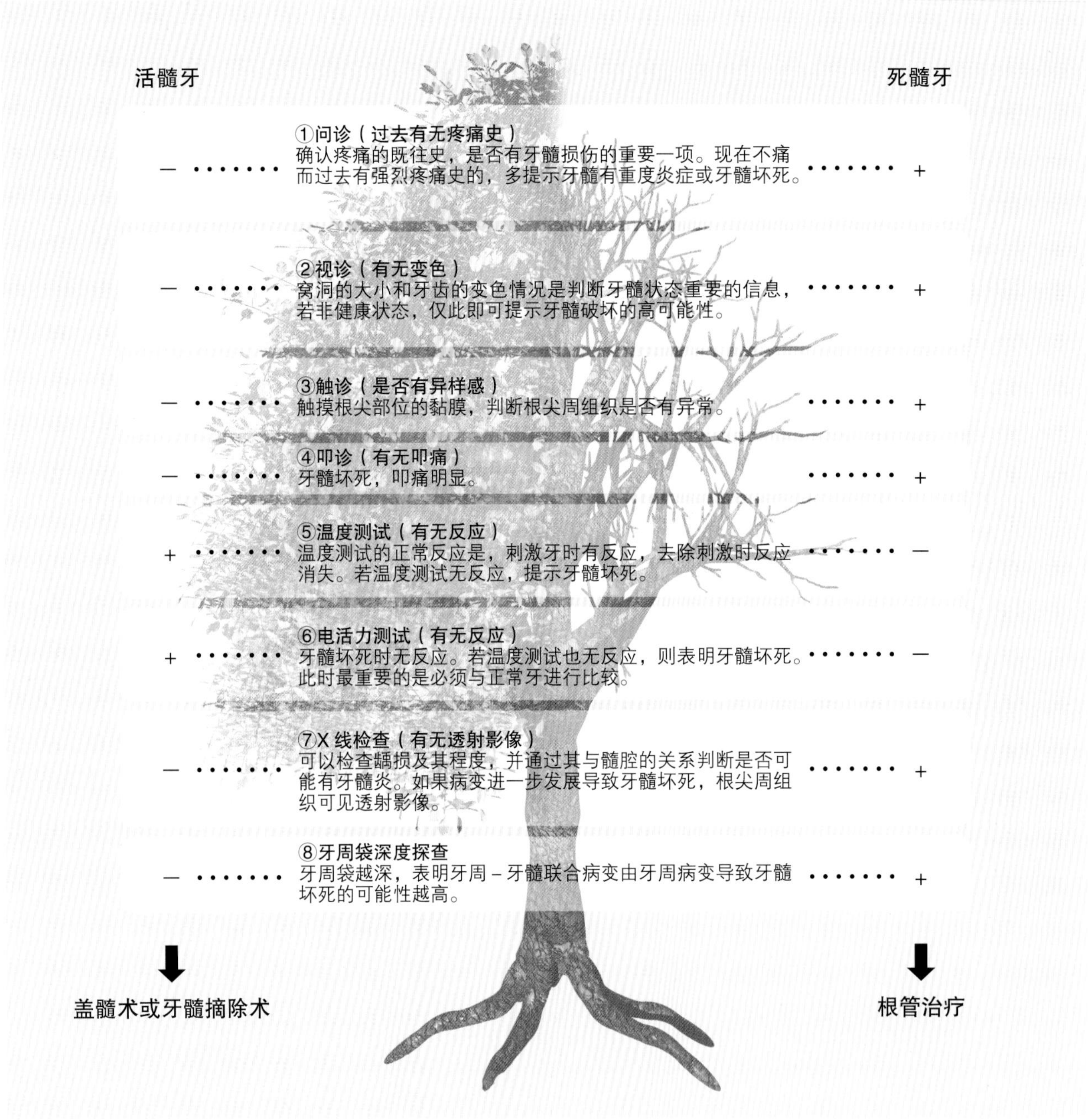

活髓牙　　　　　　　　　　　　　　　　　　　　　　　　　　　死髓牙

①问诊（过去有无疼痛史）
确认疼痛的既往史，是否有牙髓损伤的重要一项。现在不痛
而过去有强烈疼痛史的，多提示牙髓有重度炎症或牙髓坏死。

－ ‥‥‥‥　　　　　　　　　　　　　　　　　　　　‥‥‥‥ ＋

②视诊（有无变色）
窝洞的大小和牙齿的变色情况是判断牙髓状态重要的信息，
若非健康状态，仅此即可提示牙髓破坏的高可能性。

－ ‥‥‥‥　　　　　　　　　　　　　　　　　　　　‥‥‥‥ ＋

③触诊（是否有异样感）
触摸根尖部位的黏膜，判断根尖周组织是否有异常。

－ ‥‥‥‥　　　　　　　　　　　　　　　　　　　　‥‥‥‥ ＋

④叩诊（有无叩痛）
牙髓坏死，叩痛明显。

－ ‥‥‥‥　　　　　　　　　　　　　　　　　　　　‥‥‥‥ ＋

⑤温度测试（有无反应）
温度测试的正常反应是，刺激牙时有反应，去除刺激时反应
消失。若温度测试无反应，提示牙髓坏死。

＋ ‥‥‥‥　　　　　　　　　　　　　　　　　　　　‥‥‥‥ －

⑥电活力测试（有无反应）
牙髓坏死时无反应。若温度测试也无反应，则表明牙髓坏死。
此时最重要的是必须与正常牙进行比较。

＋ ‥‥‥‥　　　　　　　　　　　　　　　　　　　　‥‥‥‥ －

⑦X线检查（有无透射影像）
可以检查龋损及其程度，并通过其与髓腔的关系判断是否可
能有牙髓炎。如果病变进一步发展导致牙髓坏死，根尖周组
织可见透射影像。

－ ‥‥‥‥　　　　　　　　　　　　　　　　　　　　‥‥‥‥ ＋

⑧牙周袋深度探查
牙周袋越深，表明牙周 – 牙髓联合病变由牙周病变导致牙髓
坏死的可能性越高。

－ ‥‥‥‥　　　　　　　　　　　　　　　　　　　　‥‥‥‥ ＋

盖髓术或牙髓摘除术　　　　　　　　　　　　　　　　　　　　根管治疗

图2-2　诊断和治疗流程。

进行牙髓摘除或根管治疗。

　　在这种诊断不明确的情况下，经常会为自己诊疗的病例治疗后情况如何以及是否能治愈表示担心。如图所示（**图2-2**），不同情况下确定临床诊断和治疗方案的流程。

2-2 病源牙不明确

指南 临床上有的病例根管治疗过程格外顺畅，能达到预期效果，有的则不然。例如，经常遇到多颗根尖周炎患牙，即使对引起根尖周病变的根管进行了治疗，但临床症状也不能消失（**图2-3**）。分析发生这种情况的原因，最大的可能是错误地将消除患牙临床不适症状和根尖周病变治愈混淆了。接手这种病例，最要关注的是现在治疗的牙或将要着手治疗的牙是不是"需要治疗的牙"。如果一开始就是错误，那最终结果必然是失败。

根管治疗开始前，为了**确定患牙**和治疗方案，要求正确**判断有无**牙髓活力。牙髓状态的判定方法，现有牙髓电活力测试、温度测试、实验性备洞等。其中，牙髓电活力测试操作简单，不会对牙造成损伤，可以控制刺激的强度。

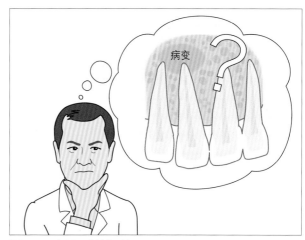

图2-3 病源牙判断不清。

病例 2 难以判断病源牙的大面积根尖周病变

患者 55岁，女性。
主诉 上颌右侧牙龈明显肿胀。
现病史 3┘根尖周部位有大的息肉样的窦道，X线片上可见32┘处有大的弥漫性透射影像，外院介绍来口腔外科拔牙。

病例说明

在窦道内插入数根牙胶尖以确认根尖周病变来源，牙胶尖到达没有龋坏的3┘根尖周，3┘牙髓电活力测试结果与预测相反，显示活髓。同样，检查无龋坏和无修复体的邻牙2┘，牙髓电活力测试无反应，提示牙髓坏死。2┘的牙冠部稍有变色呈红褐色，视诊也疑似牙髓坏死。诊断丝根尖片是确认患牙根尖周病变的有效方法，但也要警惕有例外情况发生。

无麻醉下行2┘根管治疗，髓腔非常狭窄，根管预备、成形困难。经过约2个月的根管治疗后，肿胀和窦道终于消失，然后完成侧方加压根管充填。

随后，4年定期复诊、观察（**图2-4**）。

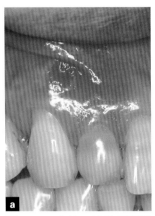

图2-4a　术前，32处牙龈黏膜充血、肿胀。

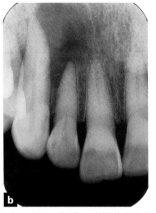

图2-4b　术前，2根尖周可见弥漫性透射影像。

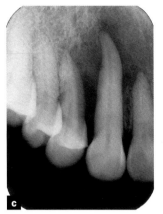

图2-4c　术前，3根尖周也可见弥漫性透射影像。

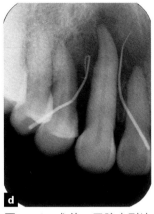

图2-4d　术前，牙胶尖到达尖牙的透射影像。

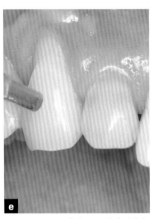

图2-4e　3进行牙髓电活力测试，显示活髓。

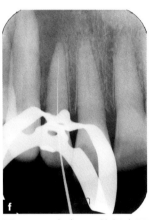

图2-4f　术中，2的根尖周根管非常狭窄。

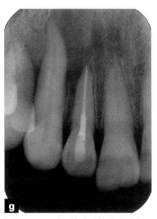

图2-4g　根管充填后即刻，根管治疗开始后约2个月。

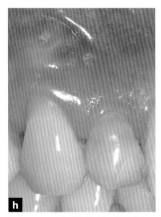

图2-4h　根管充填后即刻，牙龈肿胀几乎消失。

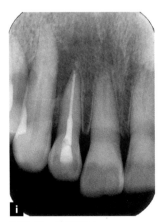

图2-4i　约1年后。

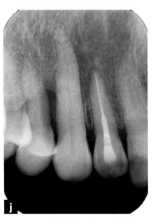

图2-4j　约1年后。3根尖周的透射影像消失。

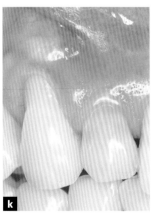

图2-4k　约1年后，无充血、肿胀。

图2-4l 约3年后。2¦的根尖周的透射影像消失。

图2-4m 约3年后。3¦周围的透射影像减少。

图2-4n 约3年后。牙龈无充血、肿胀。

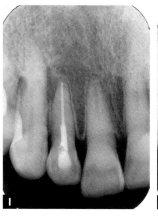
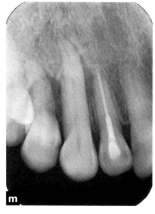
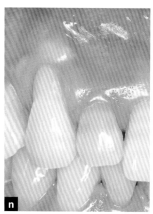

图2-4o，p 约4年后。

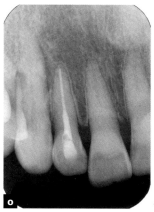
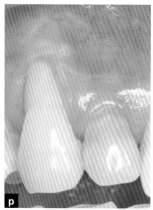

成功法则

①有效活用牙髓电活力测试。

②视诊也是诊断牙髓坏死的手段之一。

③不能依赖一种检查方法，要用多种方法结合检查。

2-3　容易和窦道相混淆的病变

指南　根尖周组织牙槽骨内的炎症蔓延，一旦形成脓肿，病变会按照根尖周膜期→骨内期→骨膜下期→黏膜下期慢慢发展。疼痛和肿胀等临床症状，会随着病期发展而日趋明显。但牙龈黏膜一部分破溃，病灶内的脓液排出，临床症状会快速减轻。这时脓液的排出孔即窦孔，排出的通路即窦道（**图2-5**）。确认了窦道形成，就意味着患牙的牙髓处于坏死状态，根尖周病变内的脓液潴留。窦道会随着病源牙的根管治疗起效而消失。

另一方面，对引起窦道产生的口内疾病的鉴别诊断非常重要，避免无效的根管治疗和根管再治疗。**在X线片上，确认是否存在牙周膜增宽或根尖周异常，以及病因是否是牙源性的**，是非常重要的。**慎重判断是阿弗他溃疡或是牙周源性病变。**

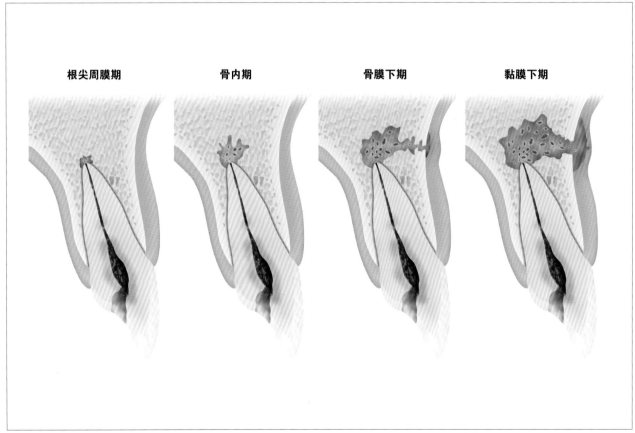

| 根尖周膜期 | 骨内期 | 骨膜下期 | 黏膜下期 |

图2-5　窦道形成模式图。从根尖周膜期进入骨内期，炎症蔓延波及牙槽骨和颌骨，形成脓肿，由于周围被硬组织包围，主诉有自发痛。病变继续发展，进展到骨膜下期、黏膜下期，根尖周牙龈黏膜肿胀，不久破溃形成窦道。

病例
3 阿弗他溃疡

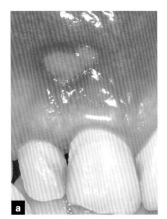 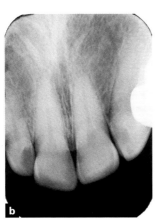 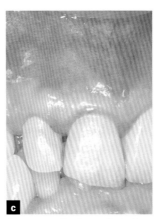 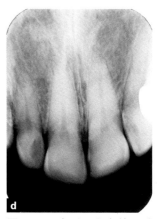

图2-6a　术前。可见椭圆形
边界清晰的溃疡。

图2-6b　术前。X线片未见
异常。

图2-6c　术后。已恢复为正
常的牙龈黏膜。

图2-6d　术后。和术前几乎
一样。

患者　48岁，男性。

主诉　牙龈疼痛。直接接触或进食时接触患部，疼痛加剧。

现病史　以前在上颌前牙根尖部有溃疡，这次疼痛加剧，因担心来院。

病例说明

口腔内溃疡，**如外伤性溃疡一样，从水疱开始溃烂，然后发展为溃疡**。溃疡，病理上分为糜烂性、阿弗他性、坏死性、坏疽性，多数病因不明。溃疡在口腔黏膜上一旦形成，立刻受到唾液和细菌的影响，呈现急性炎症或慢性炎症的症状。

这个病例，准确了解了患者的既往史和口腔环境，应该不会误诊。术前的X线片上，患牙未见异常。这位患者，患有复发性阿弗他溃疡，每2~3个月一次的频率反复发作（口唇、颊黏膜、舌下等部位），这次是在非好发部位发生，唇侧牙龈-牙槽黏膜。

由于**病因不明**，尝试**对症治疗**，以缓和症状。一般用具有抗感染作用的副肾上腺皮质激素为主要成分，基质是在湿润的口腔环境中具有黏着性、有覆盖保护作用的口腔用软膏"Kenalog"，在溃疡面涂布数次（**图2-6**）。

病例
4 牙周源性① 病因是天然牙的深牙周袋

患者　45岁，男性。

主诉　无明显疼痛，牙龈稍肿。

现病史　口内状态，龋损和治疗过的牙很少，自己

能很好地刷牙。这次因做口腔的全面检查就诊。从未定期到口腔医院检查。

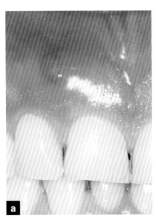 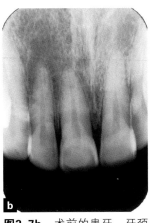 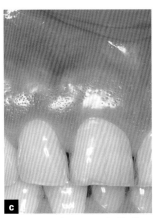 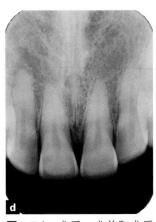

图2-7a　术前。可见米粒大小的肿胀。

图2-7b　术前的患牙，牙颈部的牙周膜增宽明显。

图2-7c　术后。牙龈外观无异常。

图2-7d　术后。术前和术后基本一样。

病例说明

有深牙周袋的患者，以前在相同部位出现过窦道样的排脓孔。想要鉴别排脓通道来源，是来自于深的牙周袋还是源于根尖周炎，必须明确**患牙的牙髓状态，是活髓还是死髓**，因此牙髓诊断很重要。本病例通过**牙髓电活力测试和X线片检查确认牙髓状态**。结果：本病例牙髓电活力测试显示（＋），判断为源于牙周袋的窦道。

术者和患者都希望通过非外科处置的方法治疗

深的牙周袋，炎症暂时性消失，从外观上也无异常症状，这时候我们倾向于考虑非外科牙周治疗成功。但是，术者在治疗牙周病时，必须要正视非外科牙周治疗的局限性。在牙周病复发危险因素存在的情况下进行维护治疗，将来有可能恶化。必须向患者充分说明相关情况，选择正确的治疗方法。

牙周病源性的窦道口在临床上会经常遇到，通过正确诊断牙髓状态，可以避免临床失败（**图2-7**）。

病例 5 **牙周源性的深牙周袋②　病因是根管治疗的深牙周袋**

患者　66岁，女性。

主诉　有脓液从牙龈排出。

现病史　发现前牙的牙龈红肿，因为无疼痛未行治疗。最近因为稍有不适，到某牙科诊所治疗，行根管治疗约1个月后，红肿未消失，转诊。

病例说明

患者4～5年前曾在停车场摔倒，受伤后至今未行齿科治疗，最近因为近根中央部牙龈出现红肿，在初诊的牙科诊所行根管治疗。初诊时在红肿（窦道内）处插入牙胶尖，通过X线片确认红肿来

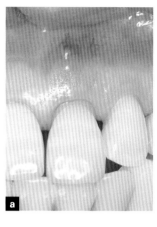
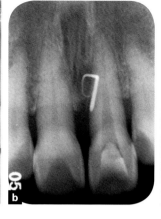
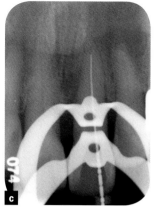

图2-8a　根中部牙龈红肿。
图2-8b　术前X线片，诊断丝指向根中部。
图2-8c　术中，根管锉确认工作长度。

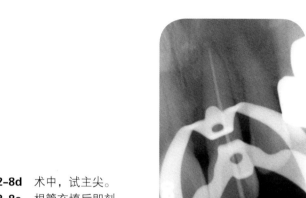
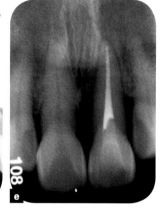
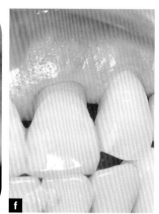

图2-8d　术中，试主尖。
图2-8e　根管充填后即刻。
图2-8f　术后，窦道消失。

源，因为没有到达根尖周病变区域，所以不明确窦道产生的病因。在初诊的牙科诊所进行数次根管封药观察，窦道未消失。

　　随后进行常规的根管治疗，窦道也没有消失，主根管预备、成形后，使用显微镜判断根管清洁是否到位，再完成侧方加压根管充填。由于**窦道部位和牙周袋接近**，因此仅对牙周袋冲洗，约2周后红肿消失（**图2-8**）。

成功法则

①病源牙根管治疗成功，窦道也随之消失。
②治疗有窦道的患牙时，必须先检查牙髓状态。
③对于有窦道症状的牙齿，最关键是要明确病因。

参考文献

[1] Ingle JI. A standardized endodontic technique utilizing newly designed instrument and filling materials. Oral Surg Oral Med Oral Pathol 1961；14：83-91.

[2] Mumford JM. Pain perception threshold and adaptation of normal human teeth. Arch Oral Biol 1965；10：957-968.

[3] Martin H, Ferris C, Mazzella W. An evaluation of media used in electric pulp testing. Oral Surg Oral Med Oral Pathol 1969；27：374-378.

[4] Schilder H. Cleaning and shaping the root canal. Dent Clin North Am 1974；18：269-296.

[5] Narhi M, Virtanen A, Kuhta J, Iluopaniemi T. Electrical stimulation of teeth with a pulp tester in the cat. Scand J Dent Res 1979；87：32-38.

[6] Cooley RL, Robison SF. Variables associated with electric pulp testing. Oral Surg Oral Med Oral Pathol 1980；50：66-73.

[7] Lilja J. Sensory differences between crown and root dentin in human teeth. Acta Odontol Scand 1980；38：285-291.

[8] Goerig AC, Michelich RJ, Schultz HH. Instrumentation of root canals in molar using the step-down technique. J Endod 1982；8：550-554.

[9] Jacobson JJ. Probe placement during electric pulp-testing procedures. Oral Surg Oral Med Oral Pathol 1984；58：242-247.

[10] Johnsen DC. Innervation of teeth：qualitative, quantitative, and developmental assessment. J Dent Res 1985；64：555-563.

[11] Dreven LJ, Reader A, Beck FM, Meyers WJ, Weaver J. An evaluation of an electric pulp tester as a measure of analgesia in human vital teeth. J Endod 1987；13：233-238.

[12] Trope M, Tronstad C, Rosenberg ES, Listgarten M. Darkfield microscopy as a diagnostic aid in differentiating exudates from endodontic and periodontal abscesses. J Endod 1988；14：35-39.

[13] Anderson RW, Pantera EAJr. Influence of a barrier technique on electric pulp testing. J Endod 1988；14：179-180.

[14] Stashenko P. The role of immune cytokines in the pathogenesis of periapical lesions. Endod Dent Traumatol 1990；6：89-96.

[15] van Nieuwenhuysen JP, Aouar M, D'Hoore W. Retreatment or radiographic monitoring in endodontics. Int Endod J 1994；27：75-81.

[16] European Society of Endodontology. Consensus report of the European Society of Endodontology on quality guidelines for endodontic treatment. Int Endod J 1994；27：115-124.

[17] Hülsmann M. Retreatment decision making by a group of general dental practitioners in Germany. Int Endod J 1994；27：125-132.

[18] Sjögren U, Figdor D, Persson S, Sundqvist G. Influence of infection at the time of root filling on the outcome of endodontic treatment of teeth with apical periodontitis. Int Endod J 1997；30：297-306.

[19] Shipper G, Orstavik D, Teixeira FB, Trope M. An evaluation of microbial leakage in roots filled with a thermoplastic synthetic polymer-based root canal filling material（Resilon）. J Endod 2004；30：342-347.

[20] Peters OA. Current challenges and concepts in the preparation of root canal systems：a review. J Endod 2004；30：559-567.

[21] Mickel AK, Lindquist KAD, Chogle S, Jones JJ, Curd F. Electric pulp tester conductance through various interface media. J Endod 2006；32：1178-1180.

[22] Slutzky-Goldberg I, Tsesis I, Slutzky H, Heling I. Odontogenic sinus tracts：A cohort study. Quintessence Int 2009；40：13-18.

加深理解
之文献
2

关于牙源性窦道的前瞻性研究

【文献来源】

Slutzky-Goldberg I, Tsesis I, Slutzky H, Heling I, Odontogenic sinus tracts: A cohort Study. Quintessence Int 2009:40:13-18.

研究材料和方法

■2002—2004年，以119名7~75岁由全科牙科医生转诊行牙髓治疗的患者为研究对象，筛选出有窦道的108名患者（男性80名，女性28名）（**表2-1**）。

研究摘要

■炎症在根尖周骨组织内蔓延形成脓肿，随着病情发展病变扩大，牙龈黏膜部分破溃，病变内脓液排出后，病变会缩小。这时脓液的排出通道被称为窦道（瘘口）。窦道的治疗方法是去除感染源。大多数窦道可以通过根管治疗的方式消退，不需要更进一步的治疗。

■另一方面，窦道可能出现在远离原发病灶的部位，因此严密检查确定病源牙很重要。

研究的结果和结论 ——临床医生关注点

①窦道的病源71.1%是慢性根尖周炎，其次26.9%是牙纵裂。
②伴有根尖病变的牙，12%有窦道，但是未发现病变大小与排脓存在关联。
③未明确根管充填的质量好坏与排脓与否存在关联。

表2-1　牙位和窦道的发生部位

	下颌（颗）					上颌（颗）			
	颊侧	舌侧	颊舌侧	口外	无牙颌	颊侧	腭侧	颊腭侧	总数
磨牙	23	6	2	0	1	17	6	0	55
第一前磨牙	5	0	0	0	1	13	0	1	20
尖牙	0	0	0	0	0	0	0	0	0
前牙	2	1	0	1	0	29	0	0	33
总数	30	7	2	1	2	59	6	1	108

根管清理、冲洗液以及冲洗方法的灵活运用

　　根管的预备、成形，使用扩孔钻和根管锉进行机械性的扩大操作成为主流。但是，在形态复杂的根管系统，预备器械都不可能到达根管壁表面。近年来，作为去除根管内有害物质的手段，根管冲洗备受关注，着力研究和开发新的根管冲洗方法。

前言

　　1943年Grossman提出，用3%过氧化氢和5%次氯酸钠（NaClO）进行交替冲洗法（利用两溶液发生化学反应产生的发泡效应冲洗）以来，这个方法已经成为根管清理冲洗法的王道。但是现在，推荐重视次氯酸钠（牙科用antiformin，neoglycerol，chlorCid等）和EDTA（牙科用morhonine，smearclean，RC Prep等）的各自特性的清理扩大法。

次氯酸钠和EDTA

　　次氯酸钠和EDTA（**图3-1**），作用对象不同，分别是有机质和无机质。在根管壁使用两溶液时，由于各自的效果没有抵消，临床上优点多。此外，两溶液也很少有引起临床重大问题的组织危害性，这也成为其有利于临床应用的一个原因。只是，**在联合使用次氯酸钠和EDTA时，要充分熟知其使用顺序和作用时间**，这一点非常重要。

MTAD

　　另外，Torabinejad等提出的新的根管预备清理溶液"BioPure MTAD（以下称，MTAD）"（Dentsply）已经被开发出来。其成分是：四环素类（doxycycline）；枸橼酸；Tween-80（清洁剂）。MTAD具有去除在根管壁上生成的玷污层的效果。此外，对粪肠球菌（E.faecalis）具有杀菌

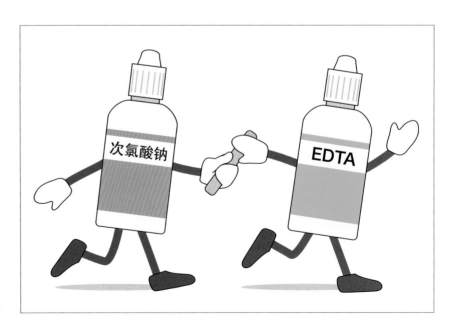

图3-1　用次氯酸钠和EDTA冲洗根管。

效果也已证实。

超声荡洗法

　　另一方面，作为效率更高的根管清理冲洗法，超声冲洗法成为专科医生在临床上进行根管冲洗的一种补充方法。

负压冲洗法

　　最近，能够使冲洗溶液更好地到达根管内深部的负压冲洗系统（Negative pressure irrigation system）"EndoVac"（Sybron Endo）被开发，牙髓治疗专科医生在临床上陆续开始使用。

3-1　如何熟练使用次氯酸钠？

指南　根管壁通常被牙髓组织等有机质覆盖。因此，合理的方法是首先使用次氯酸钠尽量将其充分去除，再使用EDTA软化牙本质，以方便用扩孔钻和锉进行根管预备。

浓度

　　有报告显示，多数的美国牙髓治疗专科医生，在临床上首选次氯酸钠作为根管冲洗溶液，此外很多专科医生使用5%以上的高浓度次氯酸钠。在日本上市的次氯酸钠溶液的浓度范围是1%～10%，把握根管治疗所需的最低浓度是必要的。关于这一点，现在还没有确认杀菌效果和组织溶解性的关联，一般使用2%以下浓度。使用时最重要的是，**持续不断地将新的次氯酸钠溶液输送到根管内深部**。

作用时间

　　有关作用时间，根据基础数据分析**次氯酸钠需要8～10分钟**。**图3-2和图3-3**是用5%次氯酸钠在根管壁分别作用5分钟和10分钟时的扫描电镜图像。随着作用时间延长有机成分被完全去除。

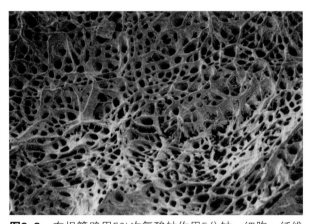

图3-2　在根管壁用5%次氯酸钠作用5分钟，细胞、纤维消失，可见前期牙本质断裂。

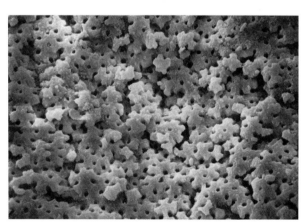

图3-3　用5%次氯酸钠作用10分钟，前期牙本质消失，可见矿化区域。

3-2　如何熟练使用EDTA溶液?

指南　在用根管锉等操作的机械性扩大后,牙本质碎屑和根管内容物被压入根管壁产生牙本质玷污层(**图3-4a**)。要去除这层必须使用无机质溶解剂EDTA(**图3-4b,c**)。EDTA、螯合剂和钙离子等金属离子螯合剂使牙本质软化,有助于机械性扩大。关于是否去除这个玷污层,存在争议。现在,**为了对根管充填牙进行可靠的根管封闭,应该去除玷污层**。即依次联合使用次氯酸钠和EDTA的根管清理扩大方法,是基础的根管治疗方法。

作用时间

EDTA的作用时间,应为3~4分钟。必须注意,过度使用会造成根管穿孔和导致牙齿脆弱。

关注

另一方面,有报告显示,最近,再生牙髓治疗法的观点备受关注,EDTA可以萃取存在于牙本质小管内的生长因子,更进一步使根管壁形成脚手架的形状。

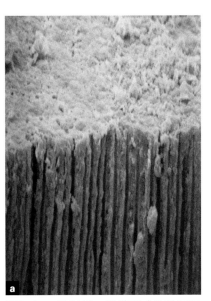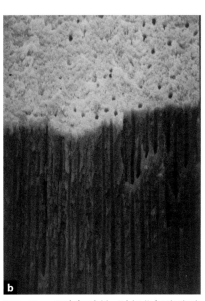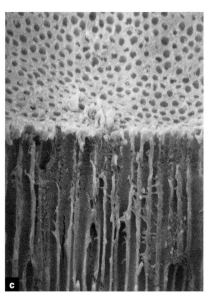

图3-4a　玷污层。用锉形成的玷污层堵塞了牙本质小管。

图3-4b　用次氯酸钠+过氧化氢溶液冲洗,大部分的玷污层残留。

图3-4c　用次氯酸钠+EDTA+过氧化氢溶液冲洗,玷污层去除,牙本质小管的开口部明显。

3-3　如何熟练掌握超声荡洗？

指南　人耳听不到的超声波，目前被应用于鱼群探知机和医疗诊断装置等。最近证实，作为形态复杂的根管系统的冲洗、清理器械，超声波也能发挥功效。现在的根管冲洗法大致分为手动式冲洗法（根管注射冲洗法）和这种机械驱动式冲洗法（超声荡洗法）。

空化效应

　　超声波被用于根管冲洗时，冲洗针（超声头）在不直接接触根管壁的状态下发生振动的超声荡洗法（passive ultrasonic irrigation，PUI）（**图3-5a，b**）被应用。这个冲洗原理是将冲洗液注满在扩大后的根管内，通过冲洗针的自由振动，在根管内产生冲洗液的细微流动和空化效应（利用液体中的压力差在短时间内产生气泡，由于崩塌产生的空洞现象）等的生物学、物理学现象。特别是空化效应，已知被应用于船舶推进的金属螺旋桨上，开孔以增强效果。

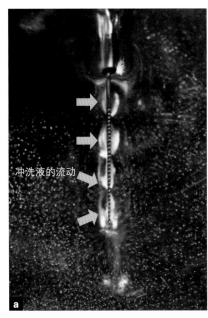
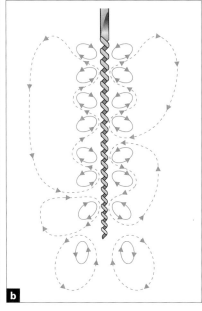

图3-5a，b　超声荡洗法。利用超声波的空化效应和物理搅拌效果，提高冲洗效果。* **a**：引用SATELEC公司IRRI SAFE操作手册。冲洗液的流动。

冲洗液的流动

3-4 负压冲洗法

现在的冲洗方法［正压冲洗（positive pressure irrigation）］，有冲洗液被从根尖部挤出的顾虑。因此近年研发了用细的冲洗针使冲洗液到达根管内深部清理后，将这些污染溶液完全吸引出来的新的根管冲洗方法**负压冲洗法**（**negative pressure irrigation**）（**图3-6**）。

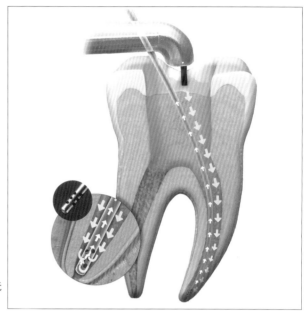

图3-6 采用负压冲洗法（negative pressure irrigation）时冲洗液的流动。

病例 6　临床症状经久不消

患者　41岁，男性。

主诉　牙龈上有脓排出。另外，无自发痛，但叩诊稍有不适。

现病史　约半年前行根管治疗，因不适症状（轻度

压痛和咀嚼痛）不消失，介绍来院。在初诊的牙科诊所用"Vitapex"封药数次，观察，窦道没有消失。

在本院去除"Vitapex"封药，进行根管治疗

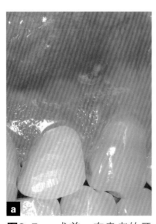

图3-7a 术前。在患者的牙龈上可见白色的窦道（瘘管）状物。

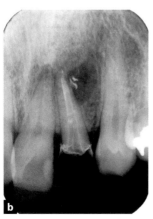

图3-7b 术前。在根尖的侧方可见局限性的大的透射影像。可见病变内封药的不透射影像。

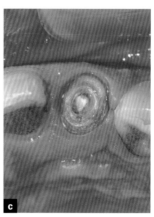

图3-7c 可见髓腔内封药"Vitapex"（NEO制药工业）。

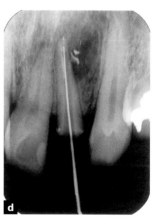

图3-7d 术中。可见根尖穿孔。

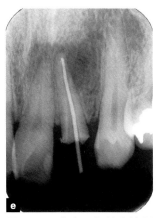

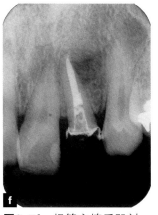

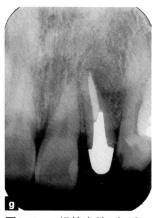

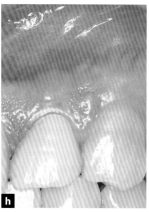

图3-7e　术中。根管充填用主尖试尖。

图3-7f　根管充填后即刻。完成侧方加压根管充填。

图3-7g　根管充填2年后。可见病变缩小。

图3-7h　根管充填2年后。

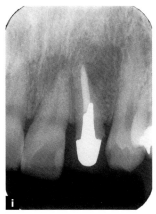

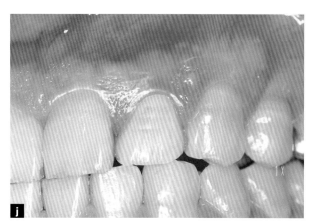

图3-7i，j　根管充填5年后。

后，排出大量的根管渗出液。完成主根管的扩大预备，继续进行超声荡洗，临床症状消失，完成侧方加压根管充填。

病例说明

患者在初诊的牙科诊所进行了约6个月的根管治疗，不适感等的临床症状未消失，想查明原因，介绍来院。因为已经施行了数次的"Vitapex"封药，经过观察，窦道未消失（**图3-7a～c**）。术前的X线片确认在根尖部有穿孔（**图3-7d**），还可见在根管治疗时有大量的渗出液。

约2个月，并未进行积极的根管预备成形，而是专注于在根管内进行单纯的超声荡洗，确认临床反应良好（临床症状消失，窦道消失等），进行根管充填（**图3-7e，f**）。随后进行定期的临床观察（**图3-7g～j**）。

成功法则

①超声荡洗法是根管冲洗中的锦囊妙计。

②根尖处穿孔患牙可以采用常规根管治疗。

③细致的根管冲洗可以使临床症状消退。

参考文献

[1] Leonardo MR, Filho MT, Silva LAB, Filho PN, Bonifacio KC, Ito IY. In vivo antimicrobial activity of 2% chlorhexidine used as a root canal irrigating solution. J Endod 1999；25：167-171.

[2] Siqueira JF Jr. Aetiology of root canal treatment failure：why well-treated teeth can fail. Int Endod J 2001；34：1-10.

[3] Walters MJ, Baumgartner JC, Marshall JG. Efficacy of irrigation with rotary instrumentation. J Endod 2002；28：837-839.

[4] Torabinejad M, Shabahang S, Aprecio RM, Kettering JD. The antimicrobial effect of MTAD：an in vitro investigation. J Endod 2003；29：400-403.

[5] Shabahang S, Pouresmail M, Torabinejad M. In vitro antimicrobial efficacy of MTAD and sodium hypochlorite. J Endod 2003；29：450-452.

[6] Zamany A, Safavi K, Spangberg LSW. The effect of chlorhexidine as an endodontic disinfectant. Oral Surg Oral Med Oral Pathol Oral Radiol Endod 2003；96：578-581.

[7] Lee SJ, Wu MK, Wesselink PR. The effectiveness of syringe irrigation and ultrasonics to remove debris from simulated irregularities within prepared root canal walls. Int Endod J 2004；37：672-678.

[8] Nakashima K, Terata R. Effect of pH modified EDTA solution to the properties of dentin. J Endod 2005；31：47-49.

[9] Zehnder M. Root canal irrigants. J Endod 2006；32：389-398.

[10] Khademi A, Yazdizadeh M, Feizianfard M. Determination of the minimum instrumentation size for penetration of irrigants to the apical third of root canal systems. J Endod 2006；32：417-420.

[11] Clegg MS, Vertucci FJ, Walker C, Belanger M, Britto LR. The effect of exposure to irrigant solutions on apical dentin biofilms in vitro. J Endod 2006；32：434-437.

[12] Haapasalo M, Qian W, Portenier I, Waltimo T. Effects of dentin on the antimicrobial properties of endodontic medicaments. J Endod 2007；33：917-925.

[13] van der Sluis LWM, Versluis M, Wu MK, Wesselink PR. Passive ultrasonic irrigation of the root canal：a review of the literature. Int Endod J 2007；40：415-426.

[14] Kleier DJ, Averbach RE, Mebdipour O. The sodium hypochlorite accident：experience of diplomats of the American board of endodontics. J Endod 2008；34：1346-1350.

[15] Desai P, Himel V. Comparative safety of various intracanal irrigation system. J Endod 2009；35：545-549.

[16] Gu L, Kim JR, Ling J, Choi KK, Pashley DH, Tay FR. Review of contemporary irrigant agitation techniques and devices. J Endod 2009；35：791-804.

[17] Boutsioukis C, Verhaagen B, Versluis M, Kastrinakis E, Wesselink PR. Evaluation of irrigant flow in the root canal using different needle types by an unsteady computational fluid dynamics model. J Endod 2010；36：875-879.

[18] Caron G, Nham K, Bronnec F, Machtou P. Effectiveness of different final irrigant activation protocols on smear layer removal in curved canals. J Endod 2010；36：1361-1366.

[19] Amato M, Vanoni-Heineken I, Hecker H, Weiger R. Curved versus straight root canals：the benefit of activated irrigation techniques on dentin debris removal. Oral Surg Oral Med Oral Pathol Oral Radiol Endod 2011；111：529-534.

[20] Dutner J, Mines P, Anderson A. Irrigation trends among American Association of Endodontists members：a web-based survey. J Endod 2012；38：37-40.

[21] Murray PE, Garcia-Godoy F, Hargreaves KM. Regenerative endodontics：a review of current status and a call for action. J Endod 2013；39：377-390.

[22] Wang Z, Shen Y, Haapasalo M. Effect of smear layer against disinfection protocols on Enterococcus faecalis-infected dentin. J Endod 2013；39：1395-1400.

[23] Spoorthy E, Velmurugan N, Ballal S, Nandini S. Comparison of irrigant penetration up to working length and into simulated lateral canals using various irrigating techniques. Int Endod J 2013；46：815-822.

深度理解
之文献
3

美国的牙髓治疗专科医生采用的根管冲洗法

【文献来源】

Dutner J, Mines P, Anderson A. Irrigation trends among American Association of Endodontists members: a web-based survey. J Endod 2012:38:37-40.

研究材料和方法

调查方法是给3844名美国牙髓治疗专科医生发送电子邮件调查根管冲洗方法并收集回复。问题的内容包括根管冲洗方法的选择、冲洗剂的浓度、玷污层的去除、辅助方法等10~14个项目，回答可以多选。

研究摘要

最近的倾向是试着使用这些方法，避免使用具有组织危害性风险的根管消毒剂，机械性根管扩大操作时联合使用次氯酸钠和EDTA等化学性根管扩大清理溶液，尽可能使根管内接近无菌化。

已经明确，大多数美国牙髓治疗专科医生（91%），把次氯酸钠作为根管冲洗液的第一选择在临床上使用。此外，多数的专科医生（57%）使用5%以上的高浓度次氯酸钠。选择次氯酸钠的理由是，具有杀菌效果和组织溶解性两点。

2001年对美国牙髓治疗专科医生所做的关于根管冲洗方法的调查中，回答在根管充填前去除在根管壁产生的玷污层的专科医生比例为51%，这次的调查增加到77%，已经明确有关根管治疗的考虑发生了若干变化。

研究的结果和结论 ——临床医生关注点

①避免使用有组织损害风险的根管消毒剂。机械性根管预备时，提倡使用次氯酸钠和EDTA等化学性根管冲洗液。

②要持续地将新的次氯酸钠溶液输送到根管深部。

③根管冲洗时，将超声荡洗法和负压冲洗法（negative pressure irrigation）等作为补充方法灵活运用。

第4章

如何充分发挥根管消毒剂的作用？

目前频繁使用的福尔马林和苯酚类制剂的根管消毒剂，对人体组织的损伤大，阻碍人体的治愈反应。因此现在对根管清理不能清除、残留的感染物质，推荐使用对细菌作用强、对人体组织刺激小的氢氧化钙制剂。

前言

根管有侧支、分歧、鳍状、峡部等复杂的根管解剖形态（**图4-1**）。因此，只依靠扩孔钻和锉等机械性的方法进行根管扩大，不能去除细菌，残留的可能性高，被迫做根管再治疗的不在少数。所以，最好以辅助机械性根管扩大为目的，在临床上用药液进行清理、消毒。传统的根管消毒剂大致分为：

①非特异性的，作用于任何细菌的杀菌的消毒剂（福尔马林类制剂，苯酚类制剂，碘制剂等）；

②终止特定的细菌繁殖的抗菌剂（即抗生素）。

在日本，常规根管治疗时**福尔马林类制剂**的使用多于抗菌剂（**图4-2**）。另外，也使用消毒力稍弱的**苯酚类制剂**。但是，自从临床上频繁使用的福尔马林类制剂具有致癌性被指出以来，作为取代传统的根管消毒剂的药剂，使用氢氧化钙制剂的牙髓病专科医生增加。

最近开始避免使用对人体刺激性强的根管消毒剂。**机械性根管预备时，推荐联合使用次氯酸钠和EDTA等对人体刺激小的化学性根管清理剂清理根管的方法。**

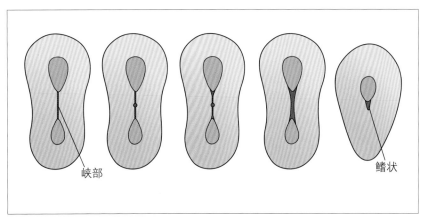

图4-1　鳍状和峡部。

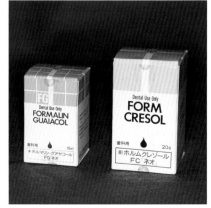

图4-2　临床上使用的福尔马林类药液（FC）。

4-1　根管消毒剂的选择标准

指南　大多数的牙科临床医生，在日常临床上认为"根管治疗＝根管消毒剂"而常用根管消毒剂。作为根管治疗药在临床上使用时的选择标准，期待强的消毒力时，**使用福尔马林类**，甲醛甲酚（FC）或福尔马林愈创木酚（FG）。

对组织有刺激的消毒剂，**苯酚类制剂的樟脑酚**（**CC**）和樟脑对氯苯酚（CMCP）仍在使用。苯酚类制剂的特点是具有消毒作用的同时能发挥明显

的镇痛作用，对伴有疼痛的病例有效。

碘制剂和氢氧化钙制剂等对根管渗出液难以控制的病例有效。

但是，最近倾向于使用以获得和维持根管内清洁环境为原则的治疗方法。其主要手段是根管的机械性清理和成形，根管消毒剂只是对临床疗效不佳病例的对症处理的辅助手段。

4-2　为什么用氢氧化钙制剂封药?

指南　氢氧化钙制剂，自1930年由Crove最初用作直接盖髓剂以来，其开发、改良一直在继续。活髓切断剂，应用在根尖诱导成形术（apexification）中，近年用于外伤牙的根管封药，并且作为常规的根管治疗药物被广泛使用。

众所周知，氢氧化钙制剂具有利用强碱性的杀菌作用、镇痛消炎作用、硬组织形成作用、坏死组织溶解作用、抑制破骨细胞作用等。

使用方法上，作为**1～2周的短期根管治疗药**

物以及3～6个月的中长期根管充填剂应用，牙科临床医生将其作为"疑难病例的根管治疗药物"而抱有很大期待。实际上，从Byström等进行的基础研究看，报告显示氢氧化钙制剂在根管内封药一个月时97%的细菌被消灭，是欧美的牙髓病治疗专科医生高度信赖的根管治疗药物。但是，**氢氧化钙并不是完全的万能根管治疗药物，不能抱有过度的期待**。

病例7　大的根尖周病变的病例

患者　21岁，女性。
主诉　牙龈上有孔。
现病史　很久以前发现在前牙的牙龈上有红肿物，因为无痛未行治疗至今。最近稍感不适就诊。

病例说明

根尖周有较大病变的患牙，根管内通常有大量渗出液。常规根管治疗经常遇到为止住渗出液而大伤脑筋的病例。渗出液从脓性转变为浆液性，渗出量也只有少量时，作为根管充填前的准备工作也有必要积极地终止渗出。为达到这个目的，最好的办

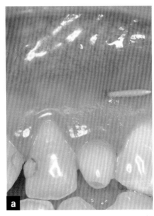

图4-3a 术前。在窦道（瘘管）内插入牙胶尖。

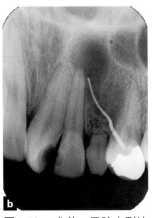

图4-3b 术前。牙胶尖到达[2根尖周病变处。

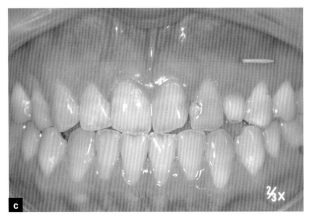

图4-3c 术前。[C晚期残留的全景观。

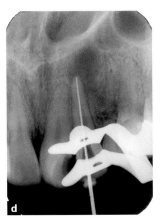

图4-3d 术中。测定根管长度。

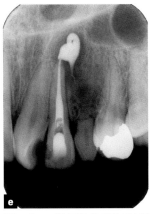

图4-3e 用氢氧化钙制剂行暂时根管充填。病变内充满"Vitapex"（NEO制药工业）。

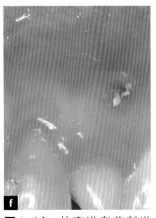

图4-3f 从窦道有药剂溢出。治疗后疼痛消失。

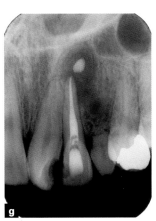

图4-3g 约4周后。根尖周病变内的药剂明显吸收。

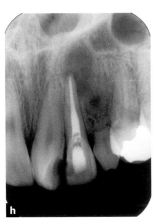

图4-3h 约3个月后。药剂被完全吸收。

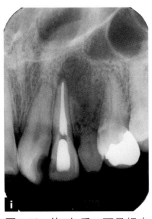

图4-3i 约1年后，可见根尖周病变的缩小倾向，所以用牙胶尖行侧方加压根管充填。

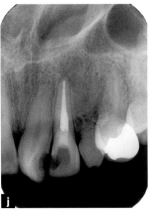

图4-3j 根管充填约3年后，病变明显缩小。

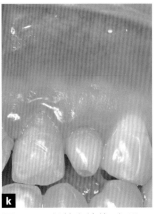

图4-3k 根管充填约3年后。

法就是**用氢氧化钙制剂进行暂时根管充填，观察3～4个月**。

这种情况下，将氢氧化钙挤入大的根尖病变中促进骨性瘢痕愈合也不为过。根管治疗的成败与病变的大小无关，主要依赖于能否实施精确的根管清理和成形。

在本病例中，除去氢氧化钙糊剂后确认根管内状态，无腐臭味、无渗出液，临床症状好转后完成侧方加压根管充填（**图4-3**）。

成功法则

①在根管充填的前阶段，积极地终止根管渗出液渗出是必要的。
②有时对大的根尖周病变采用氢氧化钙制剂超填可促进骨组织瘢痕愈合（译者注：译者不支持此观点和方法）。

4-3　药物可能带来的风险

指南　在需要根管封药时，牙科医生该如何使用根管暂封药物已成为令人关注的课题。封药量过大可能引起疼痛和肿胀，**即使是专科医生经常使用的氢氧化钙制剂，也会因为由于过度超出导致并发症的发生**（**图4-4**，现状是如今还不明确多少量是合理的）。

抗菌剂（抗生素）因为组织相容性好，有可预期的消毒力，所以被应用于临床封药。这种方法适用于传统的根管封药制剂无效的病例，并不是作为第一选择方案的消毒剂。抗生素封药时要做药物敏感性试验，药物选择非常重要。

最近出现的问题是对抗生素耐药的细菌（耐药菌）增加，主要原因是药物使用过多。作为难治性根尖周炎病原菌而被关注的真菌（特别是念珠菌类），也可以说是由于抗生素作为根管封药滥用所致，而并非机会感染性真菌的增加。

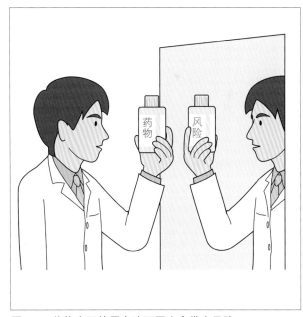

图4-4　药物由于使用方法不同也会带来风险。

根管封药后疼痛增加的病例

患者 55岁，女性。

主诉 左下后牙疼痛，无法入睡。

现病史 以重新制作修复体为目的，在初诊的牙科诊所对没有任何症状的下颌后牙行根管治疗。其后，随着治疗的进行疼痛加剧，现在无法入睡，转诊来院。⑦牙龈可见窦道（**图4–5a**）。

病例说明

初诊时在X线片上后牙可见大量的根管封药制剂"Vitapex"（**图4–5b**），通过根管冲洗将其去除，确认根管内状态。可见⑥⑦各有穿孔，去除根管封药后可见出血。另外，因为根管已被过度扩大，所以本次根管治疗的重点主要为根管的超声清理。⑥约2个月后，⑦在5个月后，不适的临床症状基本消失，完成侧方加压根管充填（**图4–5c～h**）。

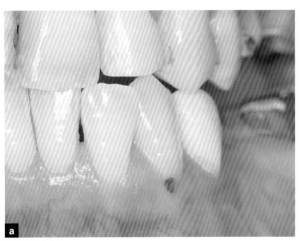

图4-5a 术前（正面观）。

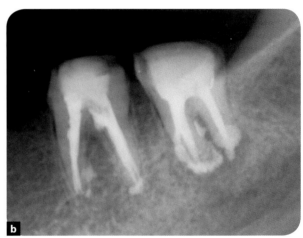

图4-5b 术前。使用"Vitapex"（NEO制药工业）作为临时根管充填剂，从穿孔处及根尖溢出。

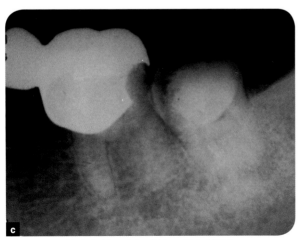

图4-5c 根管治疗前，在初诊的牙科诊所拍摄。

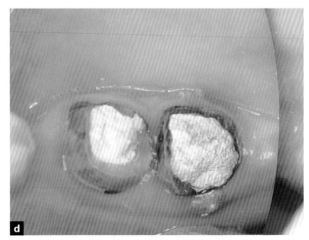

图4-5d 术前的患牙，在第二磨牙的牙龈处可见窦道样的肿胀。

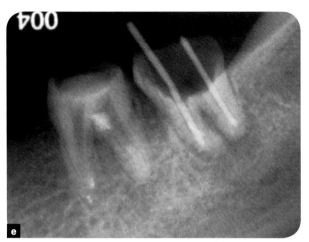

图4-5d　根管治疗中，去除旧根充材料，测定根管长度。

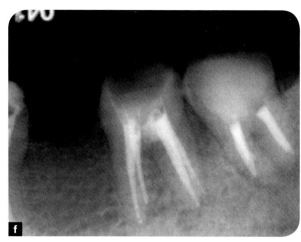

图4-5f　根管充填后即刻X线片。

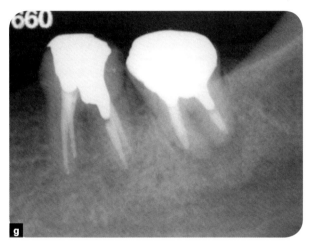

图4-5g　从初诊开始经过6个月。

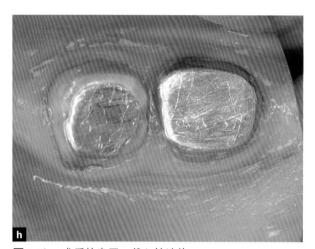

图4-5h　术后的患牙，戴入铸造体。

成功法则

①过量的氢氧化钙制剂封药，有可能引起疼痛和肿胀。
②无症状的患牙根管再治疗，开始不要给予过度刺激。

参考文献

[1] Cvek M. Treatment of non-vital permanent incisors with calcium hydroxide. Ⅰ. Follow-up of periapical repair and apical closure of immature roots. Odont Revy 1972；23：27–44.

[2] Webber RT. Apexogenesis versus Apexification. Dent Clin North Am 1984；28：669–697.

[3] Byström A, Claesson R, Sundquvist G. The antibacterial effect of camphorated paramonochlorophenol, camphorated phenol and calcium hydroxide in the treatment of infected root canals. Endod Dent Traumatol 1985；1：170–175.

[4] Holland R, de Souza V. Ability of a new calcium hydroxide root canal filling material to induce hard tissue formation. J Endod 1985；11：535–543.

[5] Hasselgren G, Olsson B, Cvek M. Effects of calcium hydroxide and sodium hypochlorite on the dissolution of necrotic porcine muscle tissue. J Endod 1988；14：125–127.

[6] Rotstein I, Friedman S, Katz J. Apical closure of mature molar roots with the use of calcium hydroxide. Oral Surg Oral Med Oral Pathol 1990；70：656–660.

[7] Sjögren U, Figdor D, Spanberg L, Sundqvist G. The antimicrobial effect of calcium hydroxide as a short-term intracanal dressing. Int Endod J 1991；24：119–125.

[8] Chong BS, Pittford TR. The role of intracanal medication in root canal treatment. Int Endod J 1992; 25: 97–106.

[9] Weller RN, Niemczyk SP, Kim S. Incidence and position of the canal isthmus. Part 1. Mesiobuccal root of the maxillary first molar. J Endod 1995; 21: 380–383.

[10] Siqueira JF Jr, Uzeda M. Disinfection by calcium hydroxide pastes of dentinal tubules infected with two obligate and one facultative anaerobic bacteria. J Endod 1996; 22: 674–676.

[11] Siqueira JF Jr, Uzeda M. Influence of different vehicles on the antibacterial effects of calcium hydroxide. J Endod 1998; 24: 663–665.

[12] Siqueira JF Jr, Lopes HP. Mechanisms of antimicrobial activity of calcium hydroxide: a critical review. Int Endod J 1999; 32: 361–369.

[13] Fava LRG, Saunders WP. Calcium hydroxide pastes: classification and clinical indications. Int Endod J 1999; 32: 257–282.

[14] Weiger R, Rosendahl R, Lost C. Influence of calcium hydroxide intracanal dressings on the prognosis of teeth with endodontically induced periapical lesions. Int Endod J 2000; 33: 219–226.

[15] Shuping GB, Orstavik D, Sigurdsson A, Trope M. Reduction of intracanal bacteria using nickel–titanium rotary instrumentation and various medications. J Endod 2000; 26: 751–755.

[16] Fava LRG. Calcium hydroxide in endodontic retreatment after two nonsurgical and two surgical failures: report of a case. Int Endod J 2001; 34: 72–80.

[17] Estrela C, Bammann LL, Pimenta FC, Pecora JD. Control of microorganisms in vitro by calcium hydroxide pastes. Int Endod J 2001; 34: 341–345.

[18] Peters LB, Wesselink PR. Periapical healing of endodontically treated teeth in one and two visits obturated in the presence or absence of detectable microorganisms. Int Endod J 2002; 35: 660–667.

[19] Andreasen JO, Farik B, Munksgaard EC. Long–term calcium hydroxide as a root canal dressing may increase risk of root fracture. Dent Traumatol 2002; 18: 134–137.

[20] Haenni S, Schmidlin PR, Mueller B, Sener B, Zehnder M. Chemical and antimicrobial properties of calcium hydroxide mixed with irrigating solutions. Int Endod J 2003; 36: 100–105.

[21] Torres CP, Apicella MJ, Yancich PP, Parker MH. Intracanal placement of calcium hydroxide: a comparison of techniques, revisited. J Endod 2004; 30: 225–227.

[22] von Arx T. Frequency and type of canal isthmuses in first molars detected by endoscopic inspection during periradicular surgery. Int Endod J 2005; 38: 160–168.

[23] Gesi A, Hakeberg M, Warfvinge J, Bergenholz G. Incidence of periapical lesions and clinical symptoms after pulpectomy–a clinical and radiographic evaluation of 1– versus 2–session treatment. Oral Surg Oral Med Oral Pathol Oral Radiol Endod 2006; 101: 379–388.

[24] Zmener O, Pameijer CH, Banegas G. An in vitro study of the pH of three calcium hydroxide dressing materials. Dent Traumatol 2007; 23: 21–25.

[25] Rosenberg B, Murray PE, Namerow K. The effect of calcium hydroxide root filling on dentin fracture strength. Dent Traumatol 2007; 23: 26–29.

[26] Fan W, Fan B, Gutmann JI, Cheung GSP. Identification of C–shaped canal in mandibular second molars. Part 1: Radiographic and anatomical features revealed by intraradicular contrast medium. J Endod 2007; 33: 806–810.

[27] Molander A, Warfvinge J, Reit C, Kvist T. Clinical and radiographic evaluation of one– and two–visit endodontic treatment of asymptomatic necrotic teeth with apical periodontitis: a randomized clinical trial. J Endod 2007; 33: 1145–1148.

[28] Sahebi S, Moazami F, Abbott P. The effects of short–term calcium hydroxide application on the strength of dentine. Dent Traumatol 2010; 26: 43–46.

牙髓摘除治疗后出现的根尖周病变和临床不适症状——"一次治疗"和氢氧化钙封药的"二次治疗"方法的临床疗效比较

【文献来源】

Gesi A, Hakeberg M, Warfvinge J, Bergenholz G. Incidence of periapical lesions and clinical symptoms after pulpectomy: a clinical and radiographic evaluation of 1– versus 2– session treatment. Oral Surg Oral Med Oral Pathol Oral Radiol Endod 2006;101:379–388.

研究材料和方法

█ 接受拔髓治疗后复诊检查的256例患者，其中，已知情同意的男性115名（45%）和女性141名（55%）。

█ 把患者分为一次治疗法和二次治疗法，常规是来院第二次进行实际的拔髓治疗（**表4-1**）。

研究摘要

█ 提倡从根管扩大预备到根管充填一次完成治疗，特别适用于活髓牙的牙髓摘除。因为即使是长时间受龋坏侵袭的牙髓，感染的范围仅限于表层，不波及深处的根部牙髓，因此，不需要使用消毒力强的药物消毒。

█ 一次治疗法治疗时间短、来院次数减少，对患者是有利的，而二次治疗法对术者而言根管清理、预备更精准。

表4-1　两种治疗法的牙位分布

	上颌牙（颗）		下颌牙（颗）	
	一次法	二次法	一次法	二次法
中切牙	4	2	0	0
侧切牙	5	1	0	0
尖牙	8	9	0	3
第一前磨牙	11	14	1	5
第二前磨牙	22	15	9	2
第一磨牙	22	21	15	25
第二磨牙	8	8	19	21
第三磨牙	0	0	6	0
总计	80	70	50	56

█ 多次的根管治疗时，可以用氢氧化钙行根管封药，利用其高pH杀菌、溶解坏死组织以及形成硬组织封闭创面。

█ 最终，采用无菌且正确的技术进行牙髓摘除治疗时，一次治疗法便可以取得治疗的成功，没必要使用根管封药制剂（氢氧化钙等）封药。

研究的结果和结论　——临床医生关注点

①牙髓摘除术（一次或二次治疗法）具有高的成功率。

②根管充填后出现的根尖周病变，多见于下颌磨牙的近中根和上颌磨牙的近中颊根。

③在日常繁忙的临床工作中，利用根管暂封药物进行多次的根管治疗也有必要。

第二篇

牙髓病治疗的
棘手问题

第5章

治疗后疼痛不能消除

牙痛和牙科治疗有着密不可分的关系。患者主诉牙痛的感觉各不相同。引起疼痛的疾病，经牙科医生的诊查虽然判断为治愈，但是疼痛不能消失的病例也不在少数。倾听患者的主诉，寻找症状的来源，探究被掩盖的原因。

前言

患者来就诊的原因有很多是想解除由牙髓炎和根尖周炎引起的疼痛和不适症状。但是，即使治疗了被认为是引起疼痛的牙（根管系统），疼痛和不适症状不能完全消失的病例也不在少数。治疗开始"疼痛立刻消失"，是患者评价牙科医生技术的标准。为了取得患者的信任，即刻消除患者主诉的疼痛，是应该采用的常规"战术"。

然而，最近也许是社会压力过大的反应吧，常常遇到本该简单治愈的牙痛却始终难以缓解的病例。虽然没有证据证明就是牙的原因，因为虽表现为牙痛，但经常在"应该是由哪颗牙引起的吧？"或者还有"牙以外的原因？"两者之间犹豫不定。这种情况，要认识到存在不是牙的原因导致的牙痛，即**非牙源性牙痛**的可能性，在日常临床工作中，必须考虑到有这样的患者（**图5-1**）。

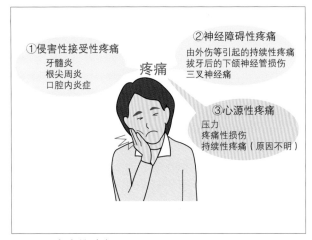

图5-1　疼痛的种类。

5-1　**拔髓后的疼痛不用担心**

指南　常规的拔髓，是以去除化脓性炎症的牙髓为目的的治疗方法。切断去除包括感染牙髓的健康的根尖部牙髓。结果是，伴有由外伤引起的炎症性变化，**很多病例，在拔髓后3～4天有"患牙异样感和轻微叩痛"的主诉。所以，治疗后疼痛并非病理反应**。拔髓后的症状有：牙齿浮起感、咬合痛等"根尖周炎"的症状，对温度刺激的敏感度增加的"牙髓炎样症状"。拔髓后叩痛持续的主要原因被认为是：

①牙髓组织的一部分被挤出根尖孔外；

②部分根尖周组织与牙髓组织一起被去除。

面对这样的病例，根管冲洗后进行严密暂封，等待疼痛减轻是上策。

拔髓后疼痛消失

患者　35岁，女性。

主诉　曾行金属充填的牙齿疼痛。

现病史　进食咬东西时有剧烈的疼痛。其后疼痛没有缓解，因担心来院。

病例说明

患者在进食时⑥有强烈的咀嚼痛，其后诱发强烈的放射状疼痛，希望治疗来院。拆除金属嵌体，去除龋坏牙本质，到达髓腔，露髓范围大，患牙的术前X线片见龋坏的进展程度不明确，诊断为由继发龋引起的急性化脓性牙髓炎。

在局部浸润麻醉下，行⑥的拔髓处置，没有用根管消毒剂封药，进行严密暂封。2周后临床不适症状（自发痛和咀嚼痛）消失，采用侧方加压法进行根管充填。此后，用全铸造冠行修复治疗，4年后患牙的临床所见未见异常（**图5-2**）。

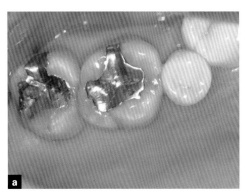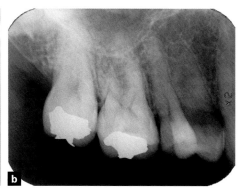

图5-2a，b　术前。有金属嵌体修复。

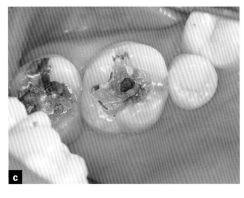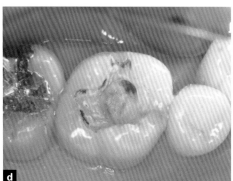

图5-2c　患牙可见大量的软化牙本质。
图5-2d　去除软化牙本质后可见髓腔穿孔。

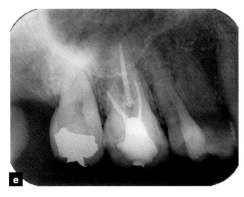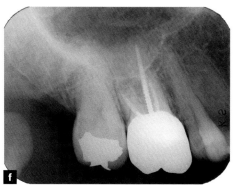

图5-2e　根管充填后即刻X线片。
图5-2f　根管充填1年后。

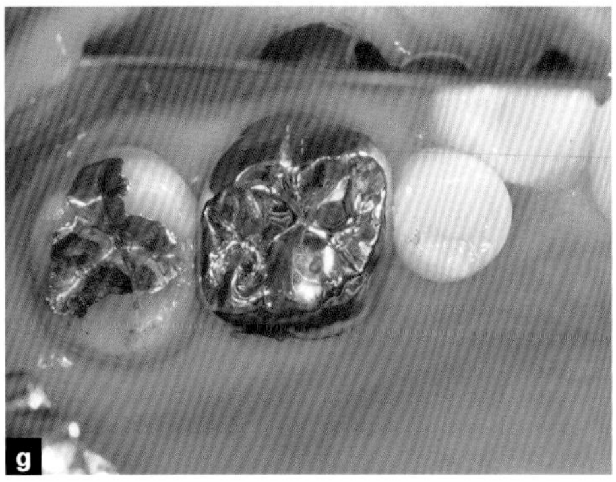

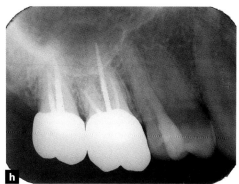

图5-2g　在患牙上戴入修复体。

图5-2h　根管充填4年后，临床预后良好。

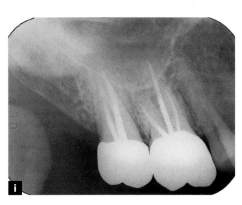

图5-2i　根管充填10年后。

成功法则

①拔髓后用根管消毒剂封药，并不是必不可少的。

②常规的拔髓，不用根管消毒剂封药，进行严密暂封。

5-2　超预备

指南　有时因为术者的操作不当造成**超预备**，引发疼痛。此时，加上治疗后在根管内封入的福尔马林类消毒剂的刺激杀菌作用（用药过度），可使疼痛加剧（**图5-3**）。

拔髓后的牙周膜炎样症状多见于年轻人的病例，在根管狭窄的老年患牙少见。

根管长度（工作长度）测定法

拔髓前，详细研究年龄和X线片等，掌握正确的根管长度（工作长度）测定法很重要。根管长度

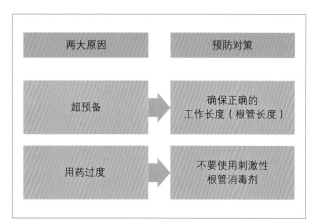

两大原因	预防对策
超预备	确保正确的工作长度（根管长度）
用药过度	不要使用刺激性根管消毒剂

图5-3　根管治疗后疼痛持续。

（工作长度）测定法有：①手指的感觉；②X线片；③电子根管长度测量仪等。推荐三者联合使用。特别是，最近的电子根管长度测量仪（相对值法），在湿润状态下测量根管，对拔髓治疗是非常便利的器械。而且，可以直接读取根尖孔的位置，立即决定工作长度。

只是，要注意**残存牙体组织少，窝洞边缘在龈下的病例，出血和冲洗剂渗漏等会妨碍根管长度的测定**。另一方面，要牢记，**轻度牙髓炎时，治疗后不要使用福尔马林类消毒剂进行根管封药，只进行严密暂封，即结束治疗**。

病例 10　根管治疗后疼痛不消失

患者　50岁，女性。
主诉　右上后牙不能咬东西。

现病史　约半年前在某牙科诊所行修复前处置，开始根管治疗。咬合痛症状不消失，介绍来院。

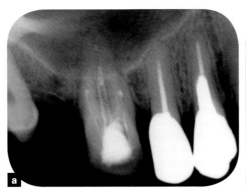
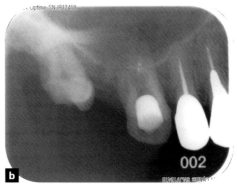

图5-4a　术前。可见认为是根管封药制剂的不透射影像。
图5-4b　术中。腭侧根管残留一部分不透射影像。

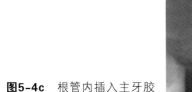
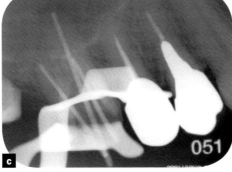
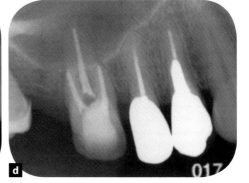

图5-4c　根管内插入主牙胶尖。
图5-4d　根管充填后即刻X线片。

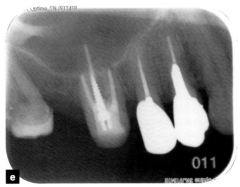

图5-4e　根管充填3个月后。

病例说明

初诊时的X线片，可见6│3根管内有大量的认为是根管封药制剂的不透射影像（**图5-4a**）。认为是超预备后根管封药制剂溢出。采用根管冲洗法去除封药制剂，3根管被扩大到非常大。

经过约2个月的以专注于根管冲洗（次氯酸钠）为主体的根管治疗，主诉的咀嚼痛完全消失，进行侧方加压根管充填。其后进行了6个月的临床疗效观察，患者回到了初诊医生那里（**图5-4b～e**）。

成功法则

①根管消毒剂的过度封药，会使疼痛恶化。
②过度根管治疗（超预备）后，疼痛不能马上消失。

5-3　疑似遗漏根管

指 南　牙髓病的治疗是通过根管治疗使根管内部维持清洁，这个目的若能完全达成，临床不适症状消失，人体的自愈力随之提高，疾病也便能治愈。也就是，根管治疗后"疼痛没有消失"的一个原因，被认为是**引起根尖周病变的根管内的病原性物质没有完全被去除**。

例如，由于下颌前牙部不易引起龋坏，所以不是牙髓病治疗频率高发牙。但是，一旦炎症波及牙髓，根管分歧和解剖学上的复杂性等恶劣条件叠加，就会诱发形成难治性病变（**图5-5a，b**）。

术前诊断用X线片基本上是平行投照技术，**在治疗中为了确认根管分叉的细节，有必要活用偏移**

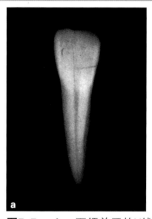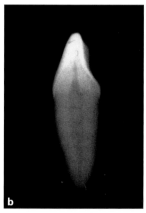

图5-5a，b　下颌前牙的X线片。**a.** 唇舌侧观；**b.** 近远中观。

投照技术。

病例 11　由于遗漏根管疼痛未消失

患者　52岁，女性。
主诉　牙痛未消失。

现病史　约从6个月前开始行根管治疗，不适症状（轻微的牙痛和咀嚼痛）未消失。强烈希望保存患牙，转诊来院。在初诊的牙科诊所已经完成根管充填，制作了永久修复体，因为疗效不佳，在根管充填材料被去除的状态下就诊。

病例说明

　　患者经长时间的根管治疗，但不适感没有消失，要求明确原因，转诊来院。牙冠部牙体组织被大量切削，所幸确保了通往根尖部的直线通路，肉眼发现了遗漏的根管（**图5-6a ~ d**）。插入细锉，用X线片确认了其部位（**图5-6e**），接着联合使用足够量的化学性根管冲洗液（次氯酸钠）完成根管清理和预备。由于临床不适症状缓解，在主根管和新发现的根管内各自插入牙胶尖，采用侧方加压法完成根管充填。其后，患牙的不适症状消失，预后观察良好（**图5-6f ~ h**）。

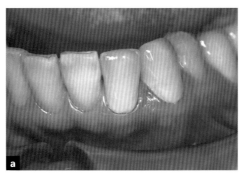
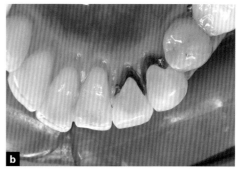

图5-6a 术前。修复体戴入。
图5-6b 术前。患牙的舌侧观。

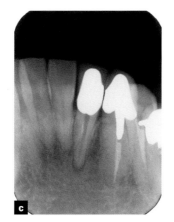
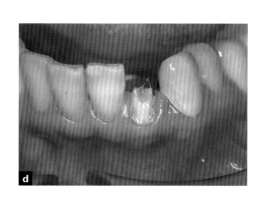

图5-6c 术前。根尖周可见透射影像。
图5-6d 去除修复体的患牙。

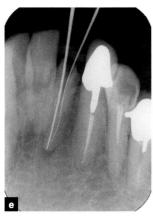
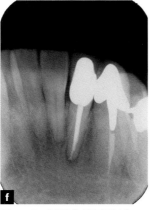
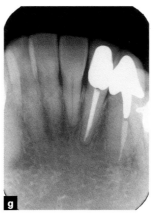
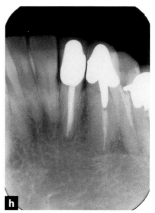

图5-6e 术中。在遗漏的根管内插入锉。
图5-6f 根管充填后即刻。
图5-6g 根管充填1年后。
图5-6h 根管充填2年后。可见根尖周的透射影像缩小。

> **成功法则**
>
> ①熟知不同牙的解剖结构，是基础中的基础。
> ②疼痛的原因是感染物的残留。

5-4　不能消除的疼痛，原因不明

指南　牙痛具有多样性。因此有必要提高牙科医生的诊断能力。即，首先一定要判断是牙源性的，还是非牙源性的。

　　源于牙髓炎的牙痛的诊查是有基本规则的，**有自发痛的牙，遇机械性的或温度的刺激时疼痛加剧。若不能确认就是这颗牙时，应该规避拔髓处置**等积极的牙髓治疗。

　　另一方面，在非牙源性疼痛中要充分了解"关联痛"。源于颊部等的肌肉和筋膜痛的患者，因为三叉神经异常就诊的患者增加，必须尽早转诊给适当的科室。

病例 12　根管治疗后疼痛不能消失，原因不明

患者　30岁，男性。

主诉　牙齿跳痛及刺痛。

现病史　约从8个月前开始行根管治疗，不适症状（轻度压痛和咀嚼痛）没有消失，又出现新的疼痛，强烈希望保存牙齿，转诊来院。

病例说明

　　患者约8个月前6接受了拔髓处置，不适症状（轻度的自发痛和咀嚼痛）没有消失，因为又出现了新的疼痛（叩痛等），转诊来院。在初诊的口腔诊所患牙已经进行了根管充填，最终的修复体已经戴入。从术前的X线片等不能确认有不当的治疗，邻牙和对颌牙也未见异常（**图5-7a，b**）。

　　因为患者强烈要求进行根管再治疗，去除4根管内的根管充填材料行根管治疗（**图5-7c**），疼痛没有消失。约8个月后联合使用牙髓外科处置完成根管充填（**图5-7d，e**）。之后患者每次复诊时都有担心"不适症状无法完全消失"的主诉。

　　因为患牙症状没有对工作带来障碍，患者每隔半年复诊一次，现在经过5年，术后X线片未见异常（**图5-7f**）。

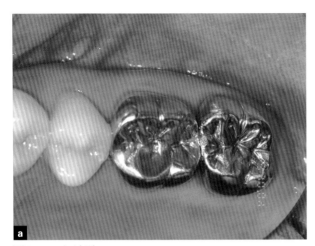

图5-7a 初诊时。

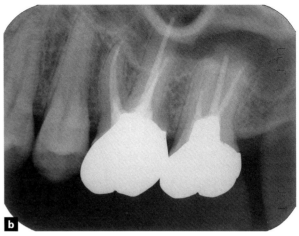

图5-7b 初诊时X线片。

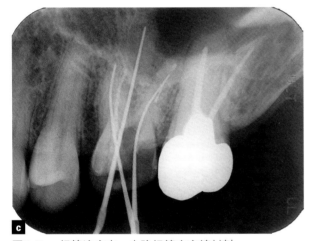

图5-7c 根管治疗中。去除根管内充填材料。

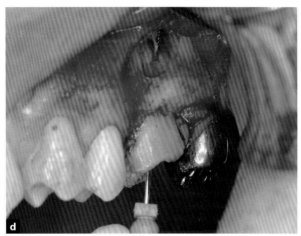

图5-7d 手术治疗时。

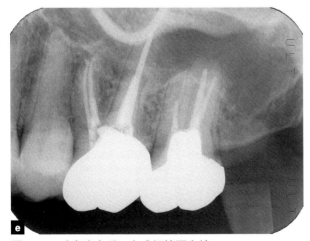

图5-7e 手术治疗后。完成根管再充填。

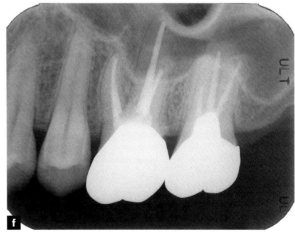

图5-7f 根管充填5年后。不适症状消失。

成功法则

①存在非牙源性牙痛。
②和患者的沟通非常重要。

参考文献

[1] Torabinejad M, Bakland LK. Prostaglandins: their possible role in the pathogenesis of pulpal and periapical diseases, part 1. J Endod 1980; 6: 733-739.

[2] Georgopoulou M, Anastassiadis P, Sykaras S. Pain after chemomechanical preparation. Int Endod J 1986; 19: 309-314.

[3] Genet JM, Hart AAM, Wesselink PR, Thoden Van Velzen SK. Preoperative and operative factors associated with pain after the first endodontic visit. Int Endod J 1987; 20: 53-64.

[4] Hargreaves KM, Troullos ES, Dionne RA. Pharmacologic rationale for the treatment of acute pain. Dent Clin North Am 1987; 31: 675-694.

[5] Torabinejad M, Kettering JD, McGraw JC, Cummings BR, Dwyer TG, Tobias TS. Factors associated with endodontic interappointment emergencies of teeth with necrotic pulps. J Endod 1988; 14: 261-266.

[6] Godefroy JN, Batisse JP. Dental pain and cardiac pain. Rev Fr Endod 1990; 9: 17-21.

[7] Walton RE, Chiappinelli J. Prophylactic penicillin: effect on posttreatment symptoms following root canal treatment of asymptomatic periapical pathosis. J Endod 1993; 19: 466-470.

[8] Marshall JG, Liesinger AW. Factors associated with endodontic posttreatment pain. J Endod 1993; 19: 573-575.

[9] Hargreaves KM. Management of pain in endodontic patients. Tex Dent J 1997; 114: 27-31.

[10] Okeson JP, Falace DA. Nonodontogenic toothache. Dent Clin North Am 1997; 41: 367-383.

[11] Kreiner M, Okeson JP. Toothache of cardiac origin. J Orofac Pain 1999; 13: 201-207.

[12] Doroschak AM, Bowles WR, Hargreaves KM. Evaluation of the combination of flurbiprofen and tramadol for management of endodontic pain. J Endod 1999; 25: 660-663.

[13] Mehlisch DR. The efficacy of combination analgesic therapy in relieving dental pain. J Am Dent Assoc 2002; 133: 861-871.

[14] Nusstein JM, Reader A, Beck M. Effect of drainage upon access on postoperative endodontic pain and swelling in symptomatic necrotic teeth. J Endod 2002; 28: 584-588.

[15] Mascia P, Brown BR, Friedman S. Toothache of nonodontogenic origin: a case report. J Endod 2003; 29: 608-610.

[16] Polycarpou N, Ng YL, Canavan D, Moles DR, Gulabivala K. Prevalence of persistent pain after endodontic treatment and factors affecting its occurrence in cases with complete radiographic healing. Int Endod J 2005; 38: 169-178.

[17] Mickel AK, Wright AP, Chogle S, Jones JJ, Kantorovich I, Curd F. An analysis of current analgesic preferences for endodontic pain management. J Endod 2006; 32: 1146-1154.

[18] Kermalli J, Tenenbaum HC. Prevention and management of acute orofacial pain: treating the whole spectrum. Oral health 2008; 98: 29-37.

[19] Majlesi J, Unalan H. Effect of treatment on trigger points. Curr Pain Headache Rep 2010; 14: 353-360.

[20] Ren K, Dubner R. The role of trigeminal interpolaris-caudalis transition zone in persistent orofacial pain. Int Rev Neurobiol 2011; 97: 207-225.

[21] 日本口腔顔面痛学会. 非歯原性歯痛診療ガイドライン. 日口腔顔面痛会誌 2011; 4: 1-88.

深度理解之文献 5

针对急性口腔颌面部疼痛的镇痛——采取的措施

【文献来源】

Kermalli J, Tenenbaum HC. Prevention and management of acute orofacial pain; treating the whole spectrum. Oral Health 2008; 98: 29–37.

内容摘要

▓ 在牙科急诊就诊的最大原因是希望解除疼痛。但是由牙科治疗诱发新的疼痛，不愿意接受治疗的患者多。

▓ 对牙科治疗术前、术后疼痛采取的措施如若万全，患者得益于牙科治疗，对口腔及全身健康管理也会做出巨大贡献（**表5-1**）。

表5-1 对应疼痛采取的措施

先行镇痛	在术前、术中、术后给予麻醉药和镇痛药，防止术后疼痛
加倍剂量给药	血药浓度立刻明显上升，镇痛效果持续
术后给药	（1）对乙酰氨基酚 （2）非类固醇类抗炎药 （3）COX-2抑制剂
病因不明疼痛	（1）肌肉、筋膜疼痛 （2）神经性疼痛

研究的结果和结论 ——临床医生关注点

①给予麻醉药和镇痛药，可以减轻疼痛。

②非牙源性疼痛的管理困难。

③不当治疗导致疼痛的发生频率增加。

第6章

渗出液、脓液排出不止

在医学领域，无法下达正确的诊断或者预测到是复杂的疾病时，必须实施血液、尿液检查，参照其结果做出正确的诊断。同样，对于根尖周病变，根管渗出液的检查，也是反映局部病变状态的重要信息来源。另外，将治疗操作是否准确实施作为判断资料的一部分，对诊断也具有重大的参考价值。

前言

初期阶段的根管治疗，渗出液从根尖周经由根管通路排出，是治疗过程中可以把握的理所当然的病理现象。但是，随着其持续发展，渐渐地成为治疗的障碍。例如即使牙科医生自己认为进行了精准的根管治疗，但在临床上，眼前依旧可见"根管渗出液不断排出""是怎样的状况使根管治疗牙发生了什么？""针对这样的症状如何处置才好？"，这些问题大概不能马上回答吧。

渗出液，是判断感染根管内和根尖周病变状态的重要信息，对临床医生而言，是决定椅旁治疗成败的重要指标（**图6-1a，b**）。但是，研究领域还

表6-1　根管渗出液的检查法

①视诊
②嗅诊
③发泡检查
④细菌培养检查
⑤涂片检查
⑥免疫应答检查

没有达到如很多临床医生所期待的"看见根管渗出液就知道全部疾病情况"的状态。很遗憾，在现阶段还需要参照各种不同的临床辅助检查，成为对临床诊断有用的信息（**表6-1**）。

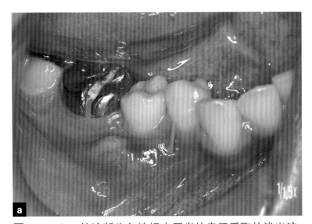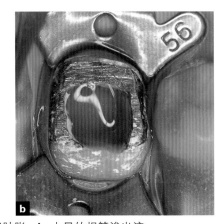

图6-1a，b　从诊断为急性根尖周炎的患牙采取的渗出液。**a.** 可见6牙龈肿胀；**b.** 大量的根管渗出液。

少量持续的根管渗出液

指南 对根尖周炎患牙行根管治疗，一般多数的临床医生都能体会到，数次的根管处置后不久渗出液消失。另一方面，也会遇到根管治疗后持续排出渗出液的"脓性难治性根尖周炎"。这个"难治性根尖周炎"，即使按照常规的根管治疗的基本原则精准地实施治疗，根尖周炎患牙的临床症状及检查结果（疼痛、渗出液、X线片等）也没有完全好转，成为需要进行长期治疗的根尖周炎。这种情况，通常认为是**在根尖部根管部位发生了棘手的问题（穿孔、牙根折裂、牙根外感染等）（图6-2）**。

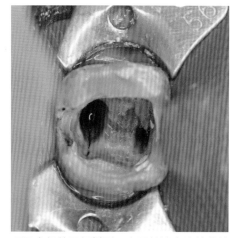

图6-2 ⑦远中根的牙根折裂，少量的渗出液持续渗出。

病例 13 ## 排出少量的根管渗出液

患者 23岁，男性。

主诉 下后牙不明疼痛。

现病史 数年前⑥接受过拔髓处置。最近感觉到不适症状（疼痛和肿胀）到其他牙科诊所就诊。称可能要拔牙。强烈希望保留患牙，转诊治疗。

病例说明

初诊时无自发痛，诉有轻度的叩痛。拆除全部的铸造冠开髓，确认了近中的2根管和远中的2根管。根管内部探查发现远中根2根管狭窄或闭锁，近中颊侧根管可见根尖部穿孔（**图6-3a**）。在X线片上可见近中根有透射影像（**图6-3b**），近中颊

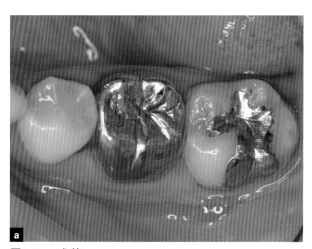

图6-3a 术前。

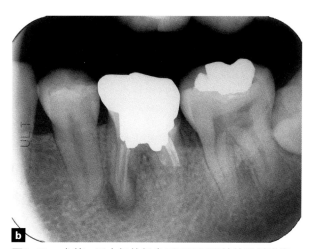

图6-3b 术前。近中根的根尖周可见局限性的透射影像。

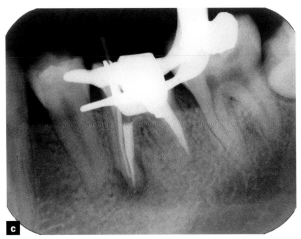

图6-3c　根管治疗中的图片。近中颊侧根管（穿孔）的牙胶尖试尖。

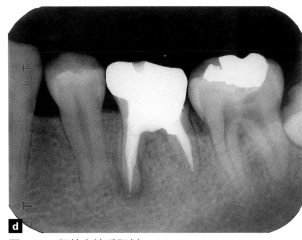

图6-3d　根管充填后即刻。

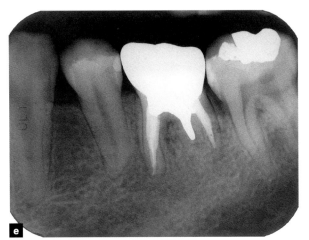

图6-3e　根管充填1年后。

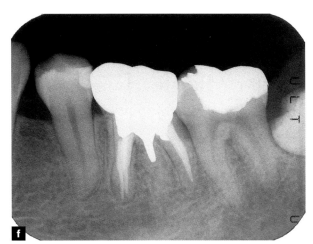

图6-3f　根管充填4年后。

侧根管的根尖周病变来源于根管内残余细菌，仔细地进行清理、扩大（**图6-3c**）。

　　根管治疗的第3次，近中颊侧根管的渗出液消失。根管的扩大、预备完成后，通过常规的侧方加压根管充填法，在根管及穿孔部封闭1个月后完成根管充填（**图6-3d**）。根管治疗完成后戴入最终修复体至今，临床未见异常（**图6-3e ~ g**）。

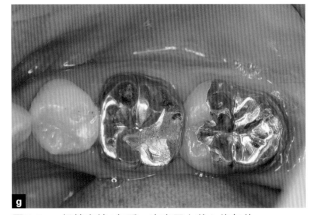

图6-3g　根管充填4年后。在患牙上戴入修复体。

成功法则

①根管渗出液是治疗状况的"指南针"。
②积极观察根管渗出液。

6-2 大量持续的根管渗出液

指南 治疗病变范围大的根尖周炎，根管扩大、预备后排出大量的渗出液，症状恢复非预期所想的病例频频出现（**图6-4a，b**）。

提到大范围的根尖周炎、根尖周病变，有很多临床医生会联想到根尖囊肿。根尖囊肿通过常规的根管治疗能否治愈，从以前开始就在讨论，现在很多的牙髓病治疗专科医生认为通过非外科的处置法可以治愈。但是，对临床医生而言，通过根管治疗治愈根尖囊肿非常难，这点无论现在还是过去都不曾改变。**根尖周病变，由侵入根管内的细菌，或者坏死牙髓组织引发疾病**。因此，对于这种病变的治疗方针，当然是去除根管内的有害物质，如果这些都可以完全地去除的话，根尖周病变基本都可以自然治愈。

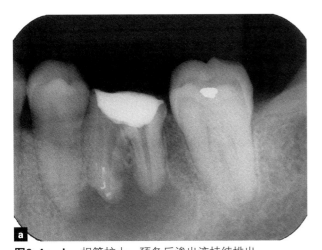
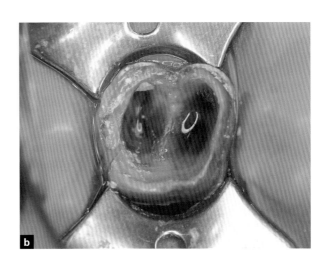

图6-4a，b 根管扩大、预备后渗出液持续排出。

病例 14 根管渗出液大量渗出的病例

患者 24岁，女性。

主诉 2疼痛和牙龈肿胀。

现病史 患牙4年前在初诊牙科诊所行拔髓治疗。约1年前，因患牙的牙龈肿胀，行根管治疗，完成根管充填。但是6个月后牙龈再度肿胀，不得不去除根管充填物行根管再治疗至今。因为临床症状（牙龈肿胀和渗出液排出）没有完全治愈，劝说其到大学医院接受专科的诊查和治疗，转诊。

病例说明

初诊时主诉无自发痛，叩痛明显。另外，患牙的根尖部位牙龈可见发红和窦道样肿胀。X线片可见包围根尖周的大的局限性透射影像，在根管内可见被认为是根管封药剂的不透射影像（**图6-5a ~ c**）。

初诊时再次进行窝洞预备，完全去除髓腔附近的感染牙体组织，实施根管治疗（**图6-5d**）。除

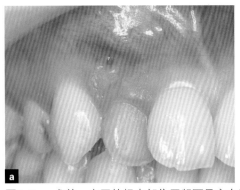
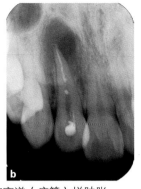
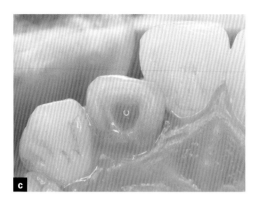

图6-5a　术前。患牙的根尖部位牙龈可见充血和窦道（瘘管）样肿胀。

图6-5b　术前。可见包围根尖周的大的局限性透射影像，部分根管内可见被认为是封药剂的不透射影像。

图6-5c　窝洞预备，可见伴有出血的排脓。

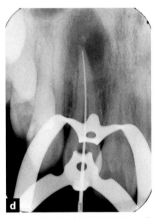
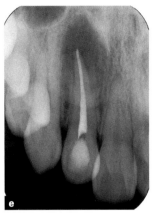
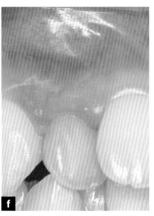
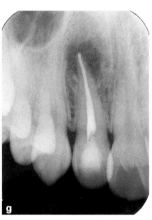

图6-5d　橡皮障隔湿下，确认工作长度。

图6-5e　根管充填后即刻。经过约3个月，因为临床症状基本消失，通过侧方加压法完成根管充填。

图6-5f　术后。根尖部位牙龈的窦道（瘘管）消失。

图6-5g　根管充填半年后。X线片上可见病变部缩小。

图6-5h　根管充填1年后。

图6-5i　根管充填2年后。

图6-5j　根管充填3年后。

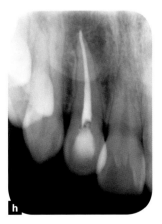
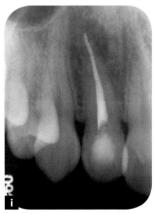
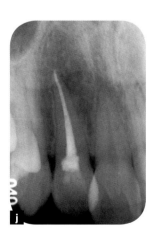

去根管内的糊剂时，可见伴有出血的排脓。从初诊开始经过约3个月，因为临床症状基本消失，完成牙胶的侧方加压根管充填（**图6-5e，f**）。通过疗效观察X线片确认病变部缩小（**图6-5g**）。

通过非外科的根管治疗可以治愈大范围的根尖病变，这对牙科医生来说是很大的挑战。因此，作为控制大量排出的根管渗出液的方法，笔者导入了根管吸引疗法以求消除根管渗出液（**图6-5h~l**）。

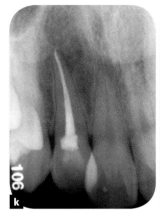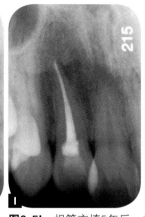

图6-5k 根管充填4年后。

图6-5l 根管充填5年后，病变部消失。

成功法则

①大范围的根尖周病变，持续性地排出根管渗出液。
②成功的根管治疗一定可以停止根管渗出液渗出。

6-3 大量的无法控制的根管渗出液

指南 **作为大量根管渗出液持续排出时的解决措施，在适当的时期有必要考虑外科性处置。**一般情况下，真正适用于外科处置的病例并不多，必须要外科处置的病例，由技术熟练的术者实施很重要，介绍给可以信赖的专科医生是上策。

根管内引流管法

"根管内引流管法"是判断最终必须实施外科性处置的时候，作为其前期的根管治疗法的备选而应该采用的治疗法。但是在大范围的病变，有窦道（瘘管、瘘孔）慢性化的情况下，用根管内引流管法不能取得治疗效果。因为**根管内引流管法是建立排出病变内溶液的排脓通路，引流管必须限定在根管内**（详细介绍参考70页！）。

行根管内引流管法的病例

患者　23岁，男性。

主诉　|2的腭侧黏膜肿胀。

现病史　幼时撞伤，有外伤性牙科治疗的既往史，详细情况不明。长期以来自觉没有不舒服的临床症状至今，最近因患牙的异样感和腭部肿胀，转诊治疗。口腔内所见上颌腭部大面积肿胀，X线片可见在根尖周有拇指头大小的局限性透射影像。患牙上戴有树脂冠。

病例说明

初诊时在橡皮障隔湿下，去除根管充填材料时，排出**大量混有血液的渗出液（图6-6a，b）**。第二次就诊时根管预备后，根管清理过程中进行观察，未见渗出液减少。其间，行严密的暂封后，疼痛和肿胀时有发生，频繁地来院重复开放排脓的紧急处置。

约6个月后强烈希望外观行美学修复。因此，

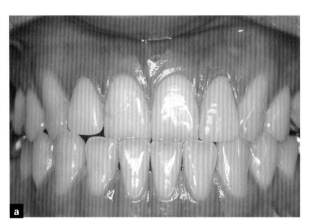

图6-6a　初诊时。

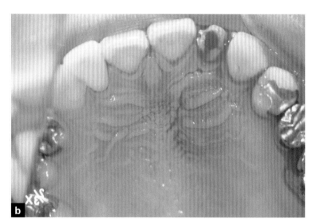

图6-6b　腭部肿胀。由患牙排出大量的根管渗出液（口镜像）。

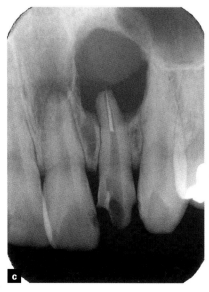
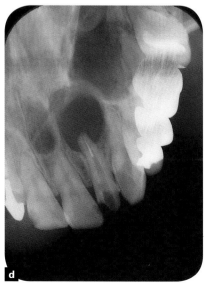

图6-6c　术前患牙。
图6-6d　术前患牙的X线咬合片。

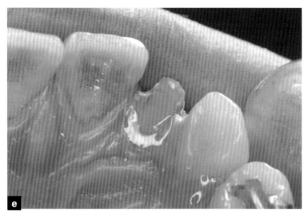

图6-6e 浆液性渗出液不止。

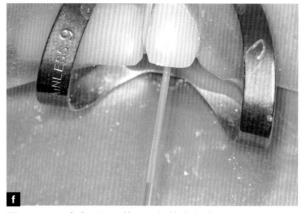

图6-6f 用玻璃毛细吸管吸取根管渗出液。

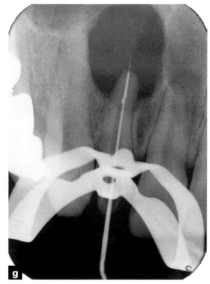

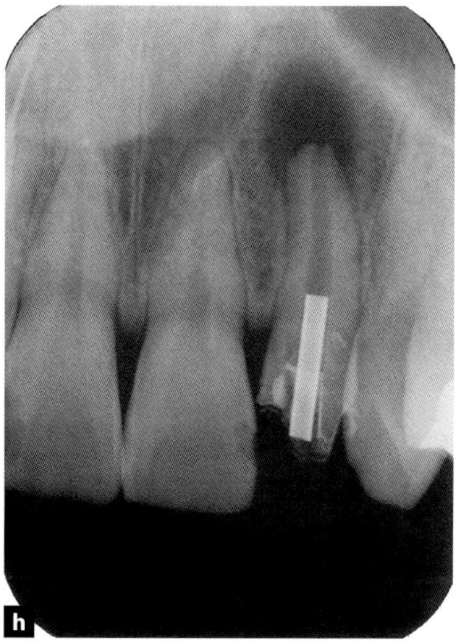

图6-6g 根管治疗中。
图6-6h 根管引流管法3个月后。

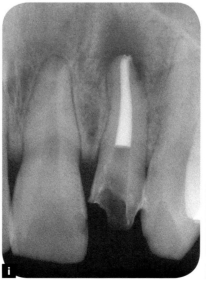

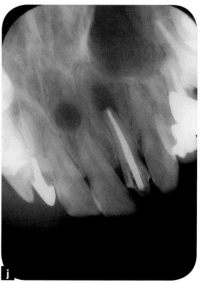

图6-6i 根管充填后即刻。
图6-6j 根管充填后即刻X线咬合片。⌐1牙髓电活力测试诊断（＋），在这个时点还没有诊断为源于牙髓坏死的根尖周病变。

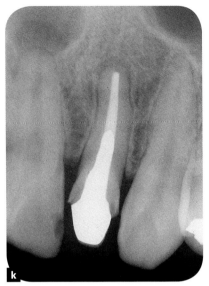

图6-6k　根管充填约3年后。

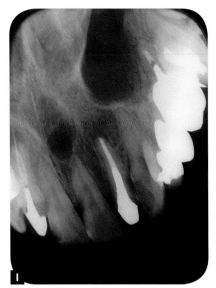

图6-6l　根管充填约3年后的X线咬合片。

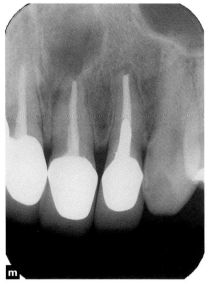

图6-6m　根管充填约6年后。⌐1在其他齿科大学医院被疑为根尖周炎患牙，行牙髓治疗。

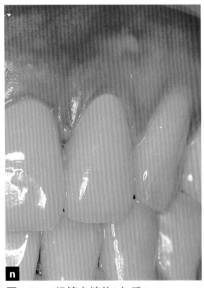

图6-6n　根管充填约9年后。

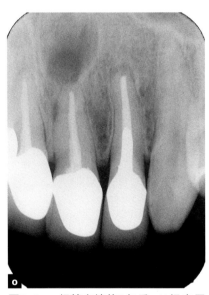

图6-6o　根管充填约9年后。⌐1根尖周所见的透射影像没有大的变化。

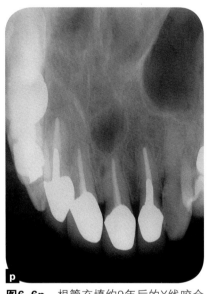

图6-6p　根管充填约9年后的X线咬合片。考虑⌐1的透射影像非来源于牙髓坏死。

在临时冠上如桩一样插入中空的金属管，确保根管渗出液的排脓通路，根管治疗再继续。引流管法实施后3个月时，得到患者不适症状减轻的报告，拍摄X线片，可见患牙根尖周的透射影像有明显缩小的倾向（**图6-6c～h**）。再度确认根管扩大预备，

根管充填完成（**图6-6i**）。

戴入铸造体后观察，临床症状良好，X线片也可见透射影像明显消失（**图6-6j～l**）。约4年后用瓷冠完成修复，最终得到9年后的疗效观察（**图6-6m～p**）。

成功法则

①应该积极地排出根管渗出液。
②最后，行手术治疗或者根管引流。

参考文献

[1] Dewberry JA. The use of the pulpal space of a tooth in the conservative treatment of a large area of rarefaction. Oral Surg Oral Med Oral Pathol 1968；25：869–872.

[2] Bhaskar SN. Nonsurgical resolution of radicular cysts. Oral Surg Oral Med Oral Pathol 1972；34：458–468.

[3] Bender IB. A commentary on general Bhaskar's hypothesis. Oral Surg Oral Med Oral Pathol 1972；34：469–476.

[4] Harris M, Toller P. The pathogenesis of dental cysts. Br Med Bull 1975；31：159–163.

[5] Heithersay GS. Calcium hydroxide in the treatment of pulpless teeth with associated pathology. J Br Endo Soc 1975；8：74–93.

[6] Neaverth EJ, Burg HA. Decompression of large periapical cystic lesions. J Endod 1982；8：175–182.

[7] Walker TL, Davis MS. Treatment of large periapical lesion using cannulization through the involved teeth. J Endodon 1984；10：215–220.

[8] Gunraj MN. Decompression of a large periapical lesion utilizing an improved drainage device. J Endod 1990；16：140–143.

[9] Hoen MM, LaBounty GL, Strittmatter EJ. Conservative treatment of persistent periradicular lesions using aspiration and irrigation. J Endod 1990；16：182–186.

[10] Morse DR, Bhambhani SM. A dentist's dilemma：Nonsurgical endodontic therapy or periapical surgery for teeth with apparent pulpal pathosis and an associated periapical radiolucent lesion. Oral Surg Oral Med Oral Pathol 1990；70：333–340.

[11] Loushine RJ, Weller RN, Bellizzi R, Kulild JC. A 2–day decompression：a case report of a maxillary first molar. J Endod 1991；17：85–87.

[12] Wong M. Surgical fenestration of large periapical lesions. J Endod 1991；17：516–521.

[13] 鶴町　保，有泉　実，根岸　明，齋藤　毅．根管内金属チューブを応用した難治性根尖性歯周炎の治療法．日本歯科保存学雑誌 1992；35：1192–1199.

[14] 鶴町　保．根尖部病変の治癒を促進する根管内チューブ療法．the Quintessence 1994；13：139–145.

[15] 鶴町　保，三上智正，林　誠，前田圭司，服部嘉郎，久保和彦，齋藤　毅．難治性根尖性歯周炎に対する根管内チューブ療法について．日本歯科保存学雑誌 1994；37：583–591.

[16] Tjäderhane LS, Pajari UH, Ahola RH, Bäckman TK, Hietala EL, Larmas MA. Leaving the pulp chamber open for drainage has no effect on the complications of root canal therapy. Int Endod J 1995；28：82–85.

[17] Tsurumachi T, Saito T. Treatment of large periapical lesions by inserting a drainage tube into the root canal. Endod Dent Traumatol 1995；11：41–46.

[18] Rees JS. Conservative management of a large maxillary cyst. Int Endod J 1997；30：64–67.

[19] 鶴町　保．根管内チューブ療法の追跡，ビフォー・アフター．the Quintessence 2005；24：125–134.

更详细！ "根管内引流管法"

笔者研究根管内引流管法，实际上在临床已经应用25年以上。所谓的根管内引流管法，用于排脓不止不能进行根管充填的病例，以积极的排出根管渗出液为目的，在根管内设置中空的金属管（外径1.2mm）的一种治疗方法（**图6-7**，**图6-8**）。

金属管的设置

金属管的设置方法是，在常规的根管扩大结束后，用慢速车针（#3或#4）再扩大到根管中央部，以方便引流管容易插入的程度，调节管的长度后，用氧化锌丁香酚水门汀粘接。

粘接时的注意事项是，粘接用水门汀不要进入根管的内部，事先将纸尖插入管内，水门汀完全固化后只去除纸尖（**图6-9 ~ 图6-11**）。金属管处于口腔内的开放状态，使渗出液不断地排出，确保排脓通路以减轻病变内压。

设置后的冲洗和观察

设置后的最初1个月，以1 ~ 2周的间隔拆除引流管，根管冲洗的同时进行观察。3 ~ 6个月后，X线片上观察到病变缩小，拆除引流管，再一次根

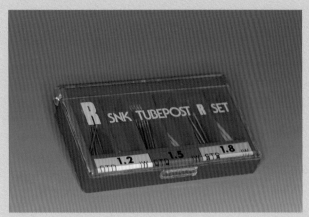

图6-7 引流管桩（Densply三金）。

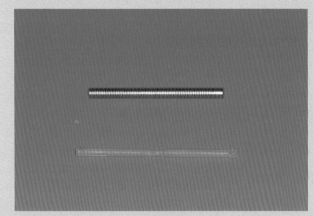

图6-8 使用频率高的引流管桩（外径1.2mm）。

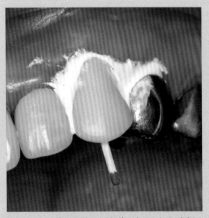

图6-9 临时戴入的临时冠（包括纸尖）。

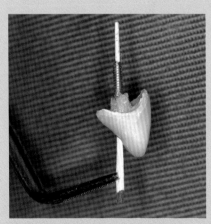

图6-10 插入引流管的临时冠。

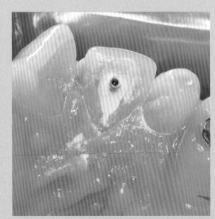

图6-11 在患牙的牙冠内设置的引流管。

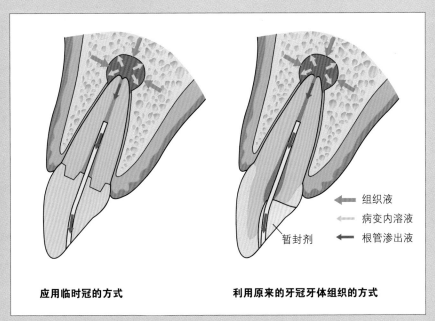

图6-12　在前牙部利用引流管的两种方式。

应用临时冠的方式　　　利用原来的牙冠牙体组织的方式

← 组织液
← 病变内溶液
← 根管渗出液

暂封剂

表6-2　根管内引流管法的临床步骤

①根管治疗（扩大）
↓
②确认是否适用根管内引流管法
↓
③试戴管
↓
④暂时粘接引流管
↓
⑤经过观察（根管渗出液减少）
↓
⑥严密暂封
↓
⑦根管充填

管内冲洗、清理，严密暂封。其后，确认渗出液消失及根管内的细菌控制，行根管充填（**表6-2**）。

适应证

单纯地适用于根管引流管法的病例，并不太多，但可作为解决大量的根管渗出液处理困难的牙的治疗方法的一种（**图6-12**）。

【适用条件①】根尖周病变大范围伴有肿胀和疼痛，还有大量的根管渗出液排出。

作为最终的治疗方法，适用于决定采用外科性的牙髓病治疗法的状况严峻的病例。但是，**在病变大范围伴有窦道（瘘孔）慢性化时，用根管内引流管法达不到治疗效果**。原因是，排出病变内脓液的排脓通路，必须通过引流管限定在根管内。排脓通路一旦分离，有可能发生食物残渣堵塞金属引流管的情况。

【适用条件②】去除根管内的有害物质。

根尖周病变，由侵入根管内的细菌或坏死牙髓组织引发疾病。因此，根尖周病变的治疗方法是去除根管内的有害物质，这些能够被完全去除的话，认为根尖周病变都能够自然治愈。和根管内引流管法一样，首先应该根据根管内的有害物质能够被去除到何种程度，来判断患牙的治疗方法。

【适用条件③】牙冠缺损严重，临时冠是必需的。

对于前牙的治疗，患者希望的是，不仅去除疼痛，还要满足美学的要求。但是，在根管渗出液排出明显的病例，由于消除疼痛是第一目的，不暂封，保持开放状态是必要的，这就是放弃了美观性的治疗。所以，根管内引流管法的这种可以满足美学需求且附带引流管的临时冠，需求很高。

【适用条件④】患者配合。

根管内引流管法，需要长期治疗和定期观察。一定要选择能充分理解，并配合治疗的患者。

长期放置根管引流管的病例

患者 38岁，男性。

主诉 ⏌2冠脱落。

现病史 5～6年前在某牙科诊所制作的冠脱落，在某牙科诊所就诊。当时，被指出根尖周有大范围的病变，转诊治疗。患牙为残根，无自发痛，腭侧黏膜有大范围的肿胀。在X线片上可见根尖周有鹌鹑蛋大小的局限性透射影像（**图6-13a，b**）。

治疗的内容

初诊时通过根管扩大确保排脓通路，排出大量脓性渗出液。在经过约1个月的时间未见根管渗出液的减少，使用附带引流管的临时冠同时继续根管治疗。

因工作关系转换工作地点，治疗中断，约3年后再度来院。当时，尽管长时间中断治疗，还是

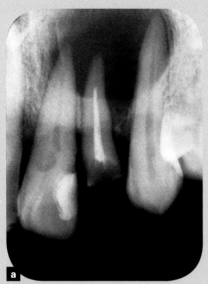

图6-13a 术前的患牙X线片。

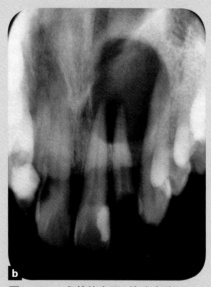

图6-13b 术前的患牙X线咬合片。

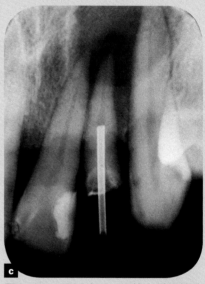

图6-13c 再初诊时。根管内引流管放置约3年。

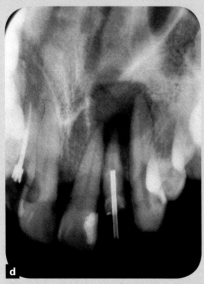

图6-13d 再诊时的X线咬合片。

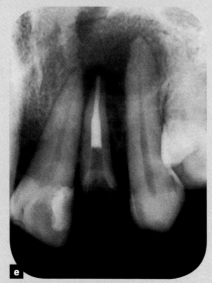

图6-13e 根管充填后即刻。

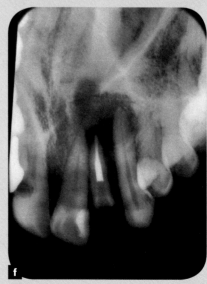

图6-13f 根管充填后即刻的X线咬合片。

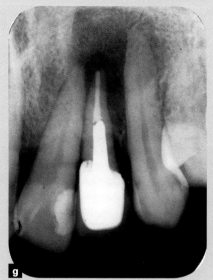

图6-13g　根管充填约1年后。

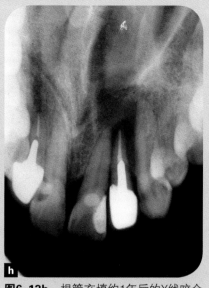

图6-13h　根管充填约1年后的X线咬合片。

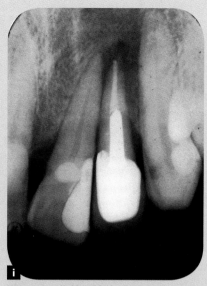

图6-13i　根管充填约4年后。

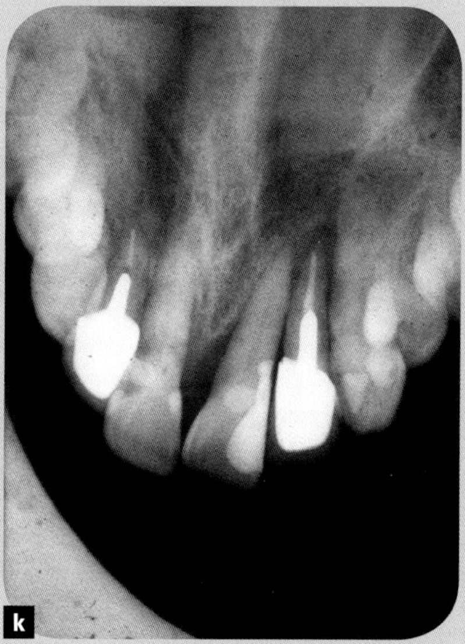

图6-13j　根管充填约10年后。
图6-13k　根管充填约10年后的X线咬合片。

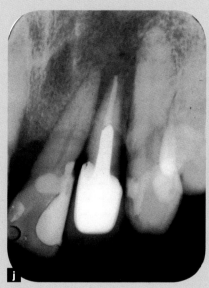

在患牙上戴入附带引流管的临时冠（**图6-13c，d**）。另外，在X线片上可见根尖周透射影像有缩小的倾向。拆除长期保持暂时粘接状态的临时冠，检查根管内情况，未见食物残渣等混入，可见少量的渗出液。

再次行常规的根管治疗约1个半月，确认根管的清洁度和根管渗出液消失，完成根管充填（**图6-13e～k**）。

深度理解
之文献
6
大范围的根尖周病变需要根管内留置引流管吗?

【文献来源】

Tsurumachi T, Saito T, Treatment of large periapical lesions by inserting a drainagetube into the root canal. Endod Dent Traumatol 1995; 11: 41 – 46.

内容摘要

■ "根管内引流管法"是针对经由根管排脓不止且不能完成根管充填的病例。以积极地排出根管渗出液为目的，在根管内放置中空状的金属管，排出根管渗出液的同时，力求促进病变治愈的治疗法。

■ 1984年Walker等报道了利用患牙的整个根管，从牙冠部到根尖病变部插入金属管，积极的排出病变内溶液的"根管内插管法"（intracanal cannula）。这个方法是，根尖周病变原发灶经根管排脓的开放疗法的一种，在患牙以外完全没有使用治疗刀，是外科性侵袭非常少的治疗方法。但是由于金属插管从牙冠侧根管通向根尖病变部，一定要实施非常大的根管扩大预备，其结果被指出严密的根管充填的困难性和牙齿折裂的危险性等。

■ 因此认为，"根管内引流管法"患者没有受到外科性损伤，尽力不改变根管扩大、预备的基本形态。根管内引流管法是"积极地排出经由根管的病变内溶液，促进根尖周病变治愈的治疗法"，并非完全颠覆根管治疗的基本原则的治疗法。

■ 即，通过根管的扩大、清理去除有害物质后，积极地排出经由根管的源于病变的渗出液，提供可以行严密的根管充填的环境，完成治疗。

研究的结果和结论 ——临床医生关注点

①根管内引流管法适用于：伴有肿胀和疼痛，含有大量的根管渗出液排出的大的根尖周病变的病例。
②根管内引流管法适用于：非源于病因牙的窦道（瘘管、瘘孔）的病例。
③根管内引流管法，患者的配合必不可少。

第7章

根管极端狭窄、钙化，扩大、预备困难

牙髓腔的基本形态和牙齿的外形大致相似，由于增龄、磨牙、磨耗、龋齿、外伤等原因，会发生牙髓腔狭窄、钙化。如遇到这样的牙根尖周围发生病变的病例，治疗起来非常头痛。

前言

在日常临床上，遇到根管极端狭窄、钙化的病例并不罕见。这时，会有"是何原因引起根管极端狭窄、钙化？""治疗方法应该如何推进？"等各种各样的思考（**图7-1**）。有关根管极端狭窄、钙化的发病原因目前还没有完全明确，有报告显示，**作为牙外伤（震荡或半脱位）的后遗症出现频率为4%～24%**，然后有数据分析**1%～16%的根管狭窄、闭锁会发生牙髓坏死**。临床及X线片上未见异常的病例，牙髓内未见组织学上的炎症表现。因此，要警惕，**无疑似牙髓坏死［有临床症状，牙髓电活力测试（－）等］时，不应该进行牙髓治疗**。

追踪根管狭窄、闭锁牙牙髓活力随着时间推移的变化，在第一时间确诊的病例不在少数。在问题明确的时点选择适当的治疗，然后继续观察（**图7-2**）是可取的。美国牙髓病治疗专科医生学会敦

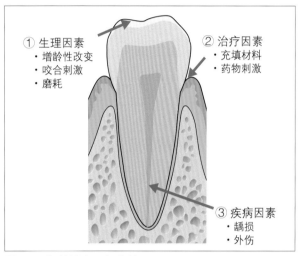

① 生理因素
· 增龄性改变
· 咬合刺激
· 磨耗

② 治疗因素
· 充填材料
· 药物刺激

③ 疾病因素
· 龋损
· 外伤

图7-1　根管狭窄、钙化的原因。

促注意，根管狭窄、钙化病例的根管治疗属于非常困难的领域，应该在向患者充分说明的基础上进行牙髓治疗。

| 病例 17 | 根管极端狭窄、钙化的病例 |

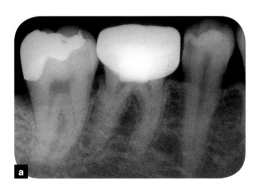

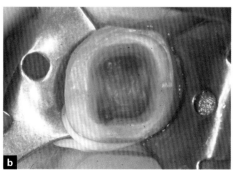

图7-2a　患者43岁，女性。初诊时的X线片。

图7-2b　可以确认4根管。

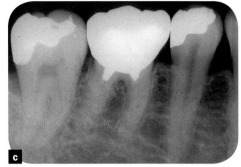
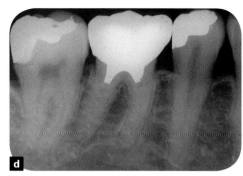

图7-2c　修复体戴入后的X
线片。
图7-2d　5年后的X线片。未
见根尖周病变出现。

7-1　可见根尖周围病变，器械不能到达

指南　根管治疗失败的原因有很多是因为根管系统内残留细菌。如果可以确认根尖周病变的透射影像和临床不适症状，应该去除病因行再治疗。对被诊断为必须进行根管治疗的病例进行分析时发现，有过去在牙科诊所行牙髓治疗既往史的情况多。这样的病例与初诊病例（virgin case）进行比较，根管治疗难度增加。

根尖部附近的根管狭窄的病例，**①用根管扩大的小器械（锉等）扩大到可能到达的工作长度，进行根管扩大，②这时要联合使用充分量的化学性根管扩大剂，完成根管的扩大预备。**然后，完成根管充填，观察疗效。

病例 18　根尖部根管狭窄的病例

患者　55岁，男性。
主诉　第一前磨牙牙龈稍微肿胀。
现病史　很久以前（15～16年前）接受过根管治疗，效果良好，最近感觉不适，发生牙龈肿胀，介绍来院。

大。这时联合使用充分量的化学性根管扩大剂（次氯酸钠和EDTA）完成根管扩大预备。牙龈肿胀消失后，通过常规的侧方加压牙胶充填法完成根管封闭（**图7-3a～l**）。

15年后临床未见异常（**图7-3k**）。

病例说明

由于根尖部的根管狭窄，需行根尖部根管扩

成功法则

①根管狭窄、钙化的病例，根管治疗困难。
②用根管扩大的小器械（锉等）扩大到可能到达的工作长度。

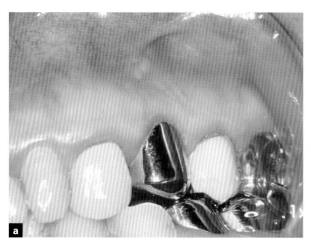

图7-3a 术前（4）。

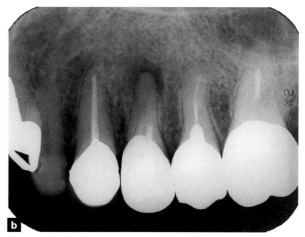

图7-3b 术前。可见根尖周局限性的透射影像。

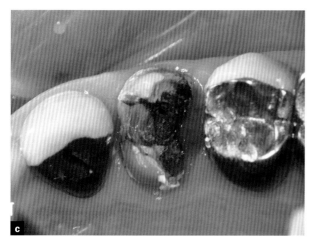

图7-3c 根管治疗开始时，牙体组织破损和软化明显。

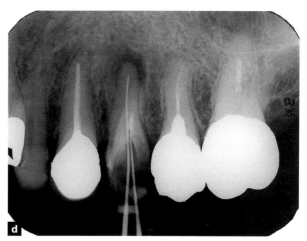

图7-3d 根管治疗时，根尖部附近2根管都狭窄。

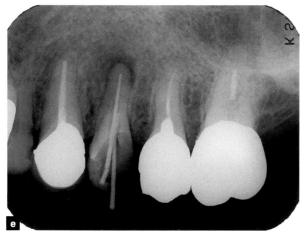

图7-3e 根管治疗时。插入主尖。

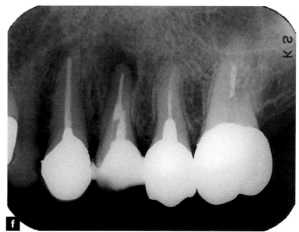

图7-3f 根管充填后即刻。

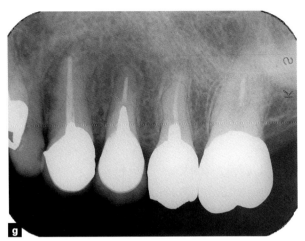

图7-3g　根管充填约2年后，病变基本消失。

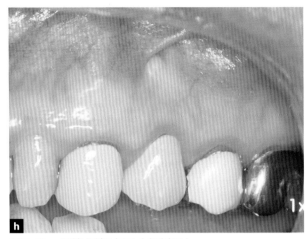

图7-3h　根管充填2年后（颊侧观）。

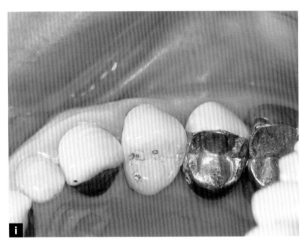

图7-3i　根管充填2年后（咬合面观）。

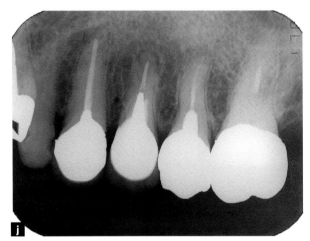

图7-3j　根管充填5年后。

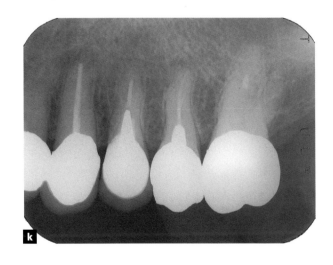

图7-3k　根管充填15年后，预后良好。

7-2 找不到根管口

指南　不能够直视治疗对象，是牙科医生治疗时的大障碍。这是牙科医生不喜欢根管治疗的原因之一。显微镜使肉眼看不见的治疗部位得以看得清楚（**图7-4**）。通过显微镜观察根管内部，有此经验的牙科医生发现，其效果是令人难以置信的。

但是，并不是始终使用显微镜进行所有的根管治疗。**根管口和复杂部位（峡部和鳍状等）的确认，根管的清理、扩大状况的确认**等，在治疗的重要步骤进行确认时使用显微镜就足够了。

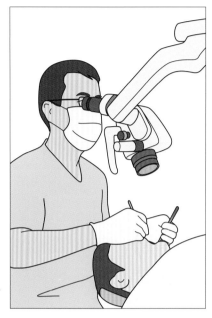

图7-4　在临床上使用显微镜。

病例 19　找不到根管口

患者　34岁，女性。
主诉　按压近牙根尖部的牙龈时有异样感。
现病史　约2周前，开始对有不适症状（轻度压痛

和咀嚼痛）的牙（3|）行根管治疗，因为找不到根管口，介绍来院。在初诊的牙科诊所已经开髓，在暂封的状态下来院。

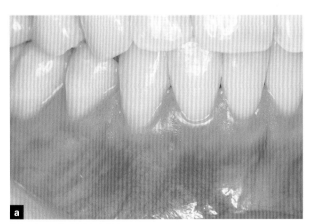

图7-5a　初诊时（3|）。

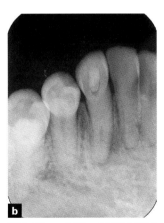

图7-5b　术前。根管口附近的根管影像模糊。根尖及根侧部可见透射影像。

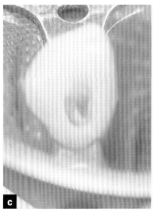

图7-5c　根管治疗时的患牙，用肉眼确认根管口困难。

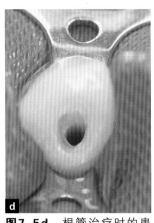

图7-5d　根管治疗时的患牙。使用显微镜扩大根管口。

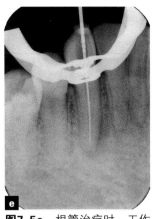

图7-5e　根管治疗时。工作长度的测定。

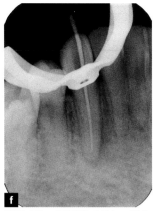

图7-5f　根管治疗时，插入主尖。

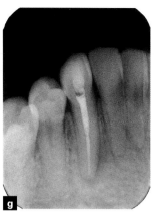

图7-5g　根管充填后即刻。

图7-5h　根管充填后2年。病变基本消失。

图7-5i　根管充填2年后（颊侧观）。

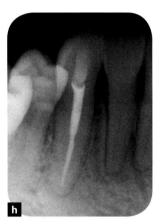

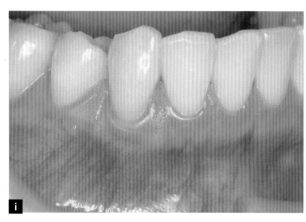

病例说明

从术前X线片看，患牙的牙髓腔整体非常狭窄，特别是可见根管口附近影像模糊。另外，可见根尖周弥漫性透射影像。牙科CT影像也可见，根管口根管影像模糊。口腔内所见3̲的根尖部附近有小的窦道（瘘管），无自发痛。

去除暂封，用肉眼寻找根管口困难，用显微镜仔细寻找。结果，在髓室底中央部可见稍微变色的针状大小的根管口。根管的扩大预备，用#10通畅锉小心地疏通至根管全长，然后采用逐步后退法扩大、预备到#35，同时用次氯酸钠和EDTA充分冲洗根管。

2周后临床症状和窦道消失。然后，用牙胶尖和氧化锌丁香油类根充糊剂进行侧方加压根管充填（**图7-5**）。

成功法则

①肉眼看不见的治疗部位，用显微镜确认。
②有时也可以利用牙科CT影像。

7-3　有外伤既往史的牙的根侧部可见病变

指南　应该留意外伤牙，根据受伤时期和牙位等不同，将来将要发生的病态、病变也会非常复杂。外伤牙的迟发性并发症牙髓坏死和根尖周围病变在受伤5～20年后发病，有X线透射影像而无临床症状的牙，通过牙的健康检查等被发现的并不罕见。这时，会遇到在根侧部有病变的病例。根管并不是笔直的形态，即使是看似简单的上颌中切牙，也有根管侧支、根尖分歧及副根管存在的根管体系

（root canal system）。

　　但是，即使治疗对象是在根侧部有病变的外伤牙，牙髓治疗原则不变，还是通过根管扩大、预备去除感染源，通过根管充填防止再感染。即，**首先行主根管的彻底清理、扩大，因为侧支的部分不能行机械性的扩大，所以进行高频率的超声荡洗和次氯酸钠等的化学性的根管扩大，对提高根管内感染控制**很重要。

病例
20　根管狭窄，可见根侧部病变

患者　55岁，男性。
主诉　前牙不适。
现病史　15～16年前，记忆中在棒球比赛上被球击中颜面部。感觉到强烈的疼痛，但是因为没有出血等症状，未行治疗。

病例说明

　　源于外伤的牙髓感染，是由于有龋坏和波及牙

本质的裂纹，也可以是细菌通过牙本质小管从外界口腔环境进入牙髓，也有细菌通过深的牙周袋侵入的。本病例中未见裂纹和深的牙周袋，判断该病例中，细菌不是通过常见通道进入牙髓的。可能由于外伤引起牙髓内的血液循环障碍，诱发牙髓内压降低、部位不明（也许是远中牙颈部），不能阻止细菌从牙本质小管侵入，引起牙髓感染。

　　在X线片上可见近中牙根周围有病变，开始感

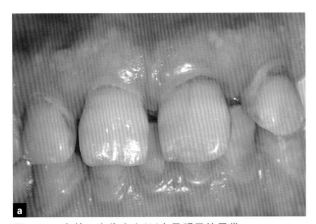

图7-6a　术前。在临床上1|1未见明显的异常。

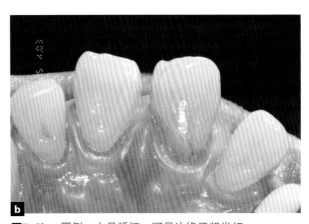

图7-6b　腭侧，未见龋坏，可见边缘牙龈发红。

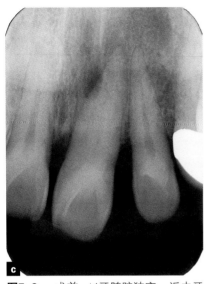

图7-6c 术前。⌐1牙髓腔狭窄，近中牙根部可见米粒大的透射影像。

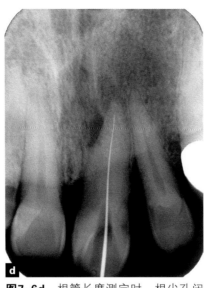

图7-6d 根管长度测定时。根尖孔闭锁。

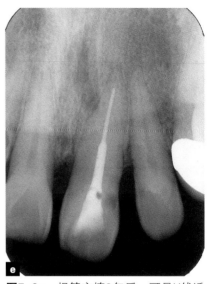

图7-6e 根管充填3年后。可见X线透射影像明显缩小。

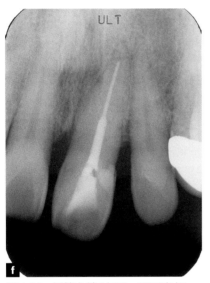

图7-6f 根管充填5年后。预后良好。

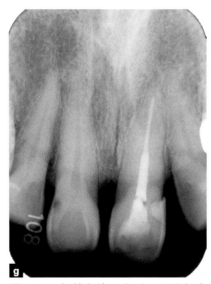

图7-6g 根管充填10年后。可见根尖周透射影像消失。

染根管治疗，患牙的根尖部闭锁，牙髓腔也非常狭窄，根管扩大、预备非常困难。主根管用超声荡洗和次氯酸钠等的化学性的根管扩大，努力提高根管内的感染控制程度，根管充填后的预后良好（**图7-6**）。

成功法则

①外伤牙的根管治疗困难。

②即使在根尖的侧方部可见病变，也要进行精准的主根管扩大。

7-4　无论如何无法进行根管扩大、预备

指 南　过去有牙髓治疗既往史的根管治疗牙，根管有狭窄、钙化、变异等，而且进行治疗时必须要去除根管充填材料等，诸如此类令牙科医生棘手的问题非常多。由于根管的复杂化，按照简单明了

的根管治疗的基本原则不能完成治疗，在**观察病变进展的同时，具体的说明进展状况，听取患者的意见，也有最终发展为拔牙的情况。**

病例 21　根管狭窄，不能进行根管扩大、预备

患者　57岁，女性。
主诉　曾行根管治疗的牙，牙龈肿胀，不能咬物。
现病史　进食时咬物引发强烈的疼痛，之后疼痛没有消失，因担心来院。

病例说明

在术前X线片上可观察到明显的透射影像，开始根管治疗。患牙的牙髓腔非常狭窄，根管扩大、预备极度困难。

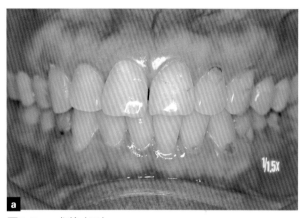

图7-7a　术前（⑥）。

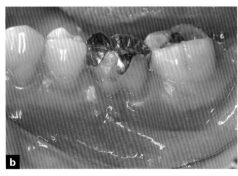
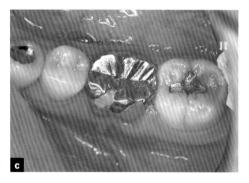

图7-7b　患牙的颊侧观。戴有金属高嵌体。
图7-7c　患牙的咬合面观。可见边缘牙龈发红、肿胀。

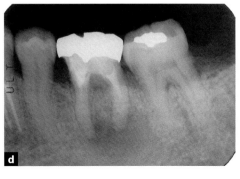
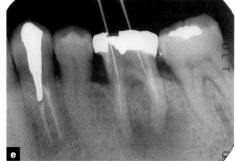

图7-7d　术前。可见根尖周弥漫性大范围的透射影像。
图7-7e　根管治疗时。糊剂（氢氧化钙制剂）充填的2根管闭锁。

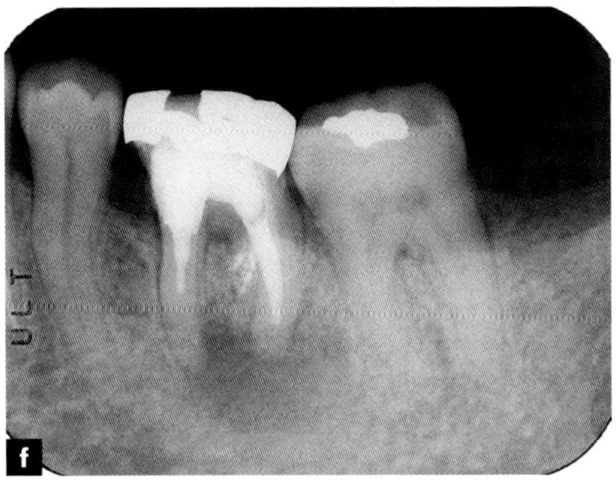

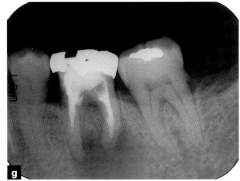

图7-7f　根管充填后即刻。
图7-7g　根管充填6个月后，病变持续存在。

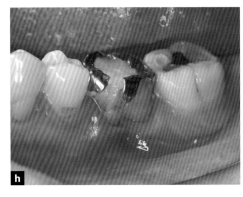
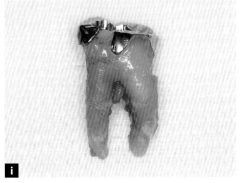

图7-7h　可见患牙的边缘牙龈发红、肿胀。
图7-7i　被拔除的⌐6。

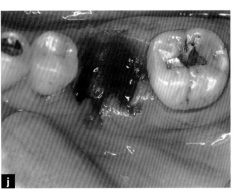

图7-7j　拔牙后。

根尖部闭锁，在锉可能到达的工作长度行根管的扩大、预备。这时联合使用充足的化学性根管扩大剂（次氯酸钠及EDTA）完成根管预备。但是观察6个月后，不适症状完全没有消失，患者也有强烈希望，最终拔牙（**图7-7**）。

成功法则
①根管狭窄、钙化病例的根管治疗，极度困难。
②有时患者也希望拔牙。

参考文献

[1] Fischer CH. Hard tissue formation of the pulp in relation to treatment of traumatic injuries. Int Dent J 1974；24：387-396.

[2] Smith JW. Calcific metamorphosis：a treatment dilemma. Oral Surg Oral Med Oral Pathol 1982；54：441-444.

[3] Walker RT. A practical guide to pulp canal therapy. 5. Canal obturation. Dent Update 1984；11：9-16.

[4] Andreasen FM, Zhijie Y, Thomsen BL, Anderson PK Occurrence of pulp canal obliteration after luxation injuries in the permanent dentition. Endod Dent Traumatol 1987；3：103-115.

[5] Moss-Salentijn L, Hendricks-Klyvert M. Calcified structures in human dental pulps. J Endod 1988；14：184-189.

[6] Schindler MG, Gullickson DC. Rationale for the management of calcific metamorphosis secondary to traumatic injuries. J Endod 1988；14：408-412.

[7] Akerblom A, Hasselgren G. The prognosis for endodontic treatment of obliterated root canals. J Endod 1988；14：565-567.

[8] Selden HS. The role of a dental operating microscope in improved nonsurgical treatment of "calcified" canals. Oral Surg Oral Med Oral Pathol 1989；68：93-98.

[9] Donnelly JC. Resolution of a periapical radiolucency without root canal filling. J Endod 1990；16：394-395.

[10] Gutmann JL, Fava LRG. Periradicular healing and apical closure of a non-vital tooth in the presence of bacterial contamination. Int Endod J 1992；25：307-311.

[11] Piattelli A. Generalized "complete" calcific degeneration or pulp obliteration. Endod Dent Traumatol 1992；8：259-263.

[12] Robertson A, Andreasen FM, Bergenholz G, Andreasen JO, Noren JG. Incidence of pulp necrosis subsequent to pulp canal obliteration from trauma of permanent incisors. J Endod 1996；22：557-560.

[13] Ibarrola JL, Knowles KI, Ludlow MO, McKinley IB. Factors affecting the negotiability of second mesiobuccal canals in maxillary molars. J Endod 1997；23：236-238.

[14] Ngeow WC, Thong YL. Gaining access through a calcified pulp chamber：a clinical challenge. Int Endod J 1998；31：367-371.

[15] Danin J, Linder LE, Lundqvist G, Ohlsson L, Ramsköld LO, Strömberg T. Outcomes of periradicular surgery in cases with apical pathosis and untreated canals. Oral Surg Oral Med Oral Pathol Oral Radiol Endod 1999；87：227-232.

[16] Gani O, Visvisian C. Apical canal diameter in the first upper molar at various ages. J Endod 1999；25：689-691.

[17] Wu MK, Roris A, Barkis D, Wesselink PR. Prevalence and extent of long oval canals in the apical third. Oral Surg Oral Med Oral Pathol Oral Radiol Endod 2000；89：739-743.

[18] Amir FA, Gutmann JL, Witherspoon DE. Calcific metamorphosis：a challenge in endodontic diagnosis and treatment. Quintessence Int 2001；32：447-455.

[19] Wu MK, Barkis D, Roris A, Wesselink PR. Does the first file to bind correspond to the diameter of the canal in the apical region? Int Endod J 2002；35：264-267.

[20] Buhrley LJ, Barrows MJ, BeGole EA, Wenckus CS. Effect of magnification on locating the MB2 canal in maxillary molars. J Endod 2002；28：324-327.

[21] West JD. The aesthetic and endodontic dilemmas of calcific metamorphosis. Practical Periodontitis and Aesthetic Dentistry 2007；9：289-293.

[22] Bauss O, Röhling J, Rahman A, Kiliaridis S. The effect of pulp obliteration on pulpal vitality of orthodontically intruded traumatized teeth. J Endod 2008；34：417-420.

[23] Oginni AO, Adekoya-Sofowora CA, Kolawole KA. Evaluation of radiographs, clinical signs and symptoms associated with pulp canal obliteration：an aid to treatment decision. Dent Traumatol 2009；25：620-625.

[24] McCabe PS, Dummer PMH. Pulp canal obliteration：an endodontic diagnosis and treatment challenge. Int Endod J 2012；45：177-197.

深度理解之文献 7

根管狭窄、根管钙化的诊断与治疗策略

【文献来源】

MaCabe PS, Dummer PMH. Pulp Canal Obliteration: an endodontic diagnosis and treatment challenge. IntEndod J 2012; 45: 177–197.

内容摘要

根管的狭窄、闭锁，很多是作为牙外伤（震荡或半脱位）的后遗症出现。根管内硬组织沉着，一旦引发根管狭窄、闭锁，则会出现牙冠部颜色变暗，透明感消失，全体发黄变色。根管狭窄、闭锁的机制还没有完全明确，但是认为和外伤后引发牙髓的神经、血液供应障碍有关。在临床上，有在受伤3个月以内发现这种变化的，但一般在1年以后出现。

对于牙髓治疗临床上存在的问题是，发现根管狭窄、闭锁后立即进行根管治疗，还是等待牙髓和根尖周组织发生明显的病变后再行根管治疗，这个很难做出明确决定。

在现阶段的文献研究表明，牙髓坏死和根尖周病变作为根管狭窄、闭锁的后遗症发生率低，根管狭窄、闭锁牙齿并不需要常规行根管治疗，否则结果更糟糕。

研究的结果和结论 ——临床医生关注点

①受过重度脱位、嵌入、伸长等外伤的年轻人上颌前牙，多出现牙髓坏死和根管狭窄、闭锁。通常，牙髓坏死多见于根尖孔形成牙，根尖狭窄多见于根尖孔未形成牙。

②根管狭窄、闭锁时，技术上治疗困难。引发穿孔和器械折断等偶发事故的可能性高。

③追踪根管狭窄、闭锁牙随着时间推移的变化，在第一时间做出正确的诊断。在问题明确的时点选择适当的治疗，然后继续观察，这种方法是可行的。

能征服上颌侧切牙的牙科医生，必可征服牙髓治疗

处在外形大且显眼的上颌中切牙和牢固且充满个性美的尖牙之间的上颌侧切牙，外形小（过小牙或钉状牙的病例）且不醒目（舌侧扭转的病例）的情况在前牙列中存在的比较多。但是，同外形相比，一旦继发牙髓炎或根尖周炎，发展到最后治疗困难的情况时有发生。另外，根管治疗失败后，最终在颌骨上出现大范围的根尖周病变。即使是专科医生，这种根管治疗也是有难度的，这在根管细和根管弯曲（根尖部有急弯）的侧切牙尤为明显。

另一方面，如果其治疗效果明显，根管治疗成功的话，大范围的根尖周病变急剧减小、消失。在临床上遇到上颌侧切牙的牙髓治疗，即使牙科医生的知识和技术过关，在某种意义上也是有难度的病例（**表7-1，图7-8**）。

表7-1 上颌前牙发生根尖周病变的发生率
（引自*千原等。日本牙髓病学学会杂志 1992；13（1）：7-15）

大小（φ）	病变发生率（%）		
	中切牙（567颗）	侧切牙（657颗）	尖牙（282颗）
7mm≤φ	11.9（68）	15.1（99）	13.8（39）
5mm≤φ<7mm	15.7（89）	16.4（108）	13.8（39）
2mm≤φ<5mm	28.3（160）	26.6（175）	20.7（58）
φ<2mm	44.1（250）	41.9（275）	51.7（146）

（　）为牙数

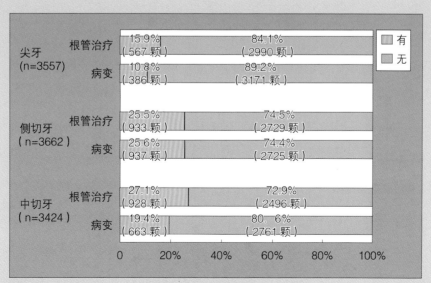

图7-8 根尖周病变的发生率和根管治疗的有无。

第8章

根管壁穿孔

　　根管壁穿孔，通常由于牙科医生器械操作不当引起，也与患牙的解剖形态、病变程度等不可抗力因素有关。著名的牙髓病学专家Ingle报告，9.6%的根管治疗失败病例是由穿孔引起的（Washington study，1961）。被认为治疗困难的根管壁穿孔，通过正确的诊断和可靠的根管治疗，可以获得较高的成功率。

前言

　　穿孔（Perforation），特别是**根管壁穿孔**，是在根管治疗和桩预备等情况下发生的偶发病例，常见的最坏结果可能是拔牙（**图8-1a，b**）。根管壁穿孔牙的预后主要取决于穿孔的大小和位置，在感染部位被放置的时间，穿孔处严密封闭的可能性等主要因素。

　　Fuss等研究影响根管壁穿孔预后的许多因素，报告了穿孔的分类和相关的治疗方法。其中，

　　根据根管壁穿孔的发生部位，大概分为**根管壁侧穿**和**髓室底穿孔**，根管壁穿孔又分为**冠部**、**牙槽嵴顶**和**根尖区**3类。

　　一般情况下，治疗根管壁穿孔牙时，非手术的根管治疗是第一选择，根管治疗失败的病例则采用根管外科治疗。**牙槽嵴顶的根管壁穿孔，其位置邻近上皮附着部时，因为穿孔与牙周袋间相通，无论是行非手术还是手术治疗都非常困难。**

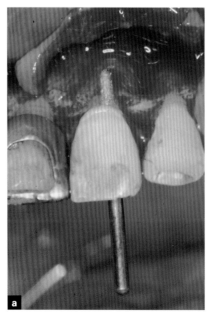
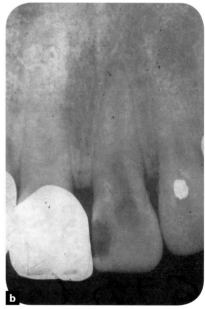

图8-1a　车针预备时牙根部穿孔，患者38岁，女性。
图8-1b　初诊时的X线片。

8-1 根管治疗（非手术）处理根管壁穿孔

指南 根管治疗的对象是牙髓腔，而这部分被牙本质包围，基本上不能直视。这也是本来就很困难的根管治疗又容易出现各种并发症的主要原因。根管壁穿孔是由于术者不注意导致的发生率较高的并发症。如果能正确诊断且治疗得当的话，患牙的预后还是值得期待的。

牙槽嵴顶部是根管壁穿孔发生的**高危区域**（**图8-2**）。穿孔处的感染控制和严密封闭极其困难。但是，即使对于这种治疗较困难的病例，仍然是先采用非手术方法尽快消除穿孔处的感染并进行严密封闭，几天后再通过常规的根管治疗完成根管充填。

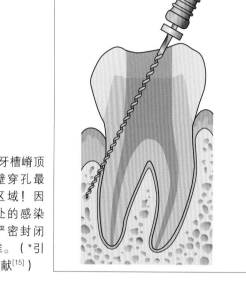

图8-2 牙槽嵴顶是根管壁穿孔最危险的区域！因为穿孔处的感染控制和严密封闭非常困难。（*引自参考文献[15]）

病例 22 牙根侧穿的病例

患者 37岁，男性。

主诉 前牙不适。

现病史 15～16年前，在某牙科诊所接受过根管治疗。最近出现牙龈肿胀等症状，在附近的牙科诊所就诊后转诊。

病例说明

初诊时无自发痛，自诉有轻度的叩痛。X线片上在近中牙槽嵴顶附近可见大范围的源于根管壁穿孔的透射影像。另外，也可见距离根尖处非常近的透射影像。

初次根管治疗时行穿孔处的严密封闭，确保主根管的通路，进行根管扩大预备的准备。从初诊开始经过约2个月后临床症状消失，用牙胶尖完成侧方加压根管充填（**图8-3**）。

图8-3a 术前（正面观）。
图8-3b 术前（患牙咬合面观）。可见暂封的水门汀。

图8-3c 术前（患牙侧面观）。
图8-3d 术前。牙根侧方可见大范围的局限性透射影像。

图8-3e 术中。去除暂封材料，可见出血。
图8-3f 术中。穿孔处用暂封材料封闭。

图8-3g 术中。测定工作长度。
图8-3h 根管充填后即刻。侧方加压根管充填结束。

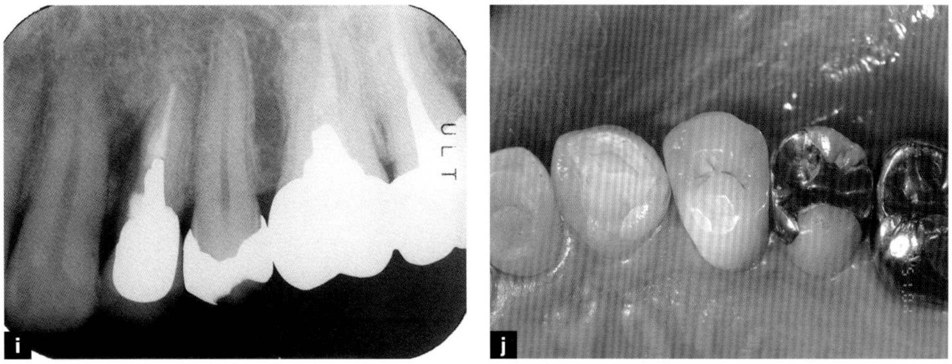

图8-3i　戴入修复体后。
图8-3j　戴入修复体后（患牙咬合面观）。

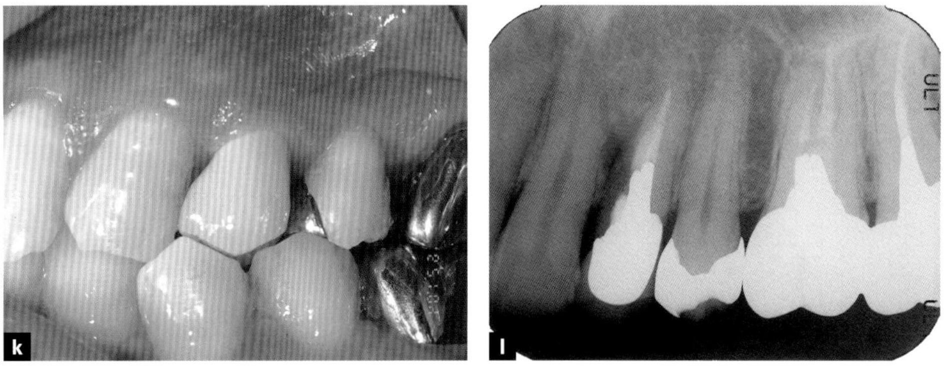

图8-3k　戴入修复体后（患牙侧面观）。
图8-3l　根管充填1年半后，可见病变部缩小。

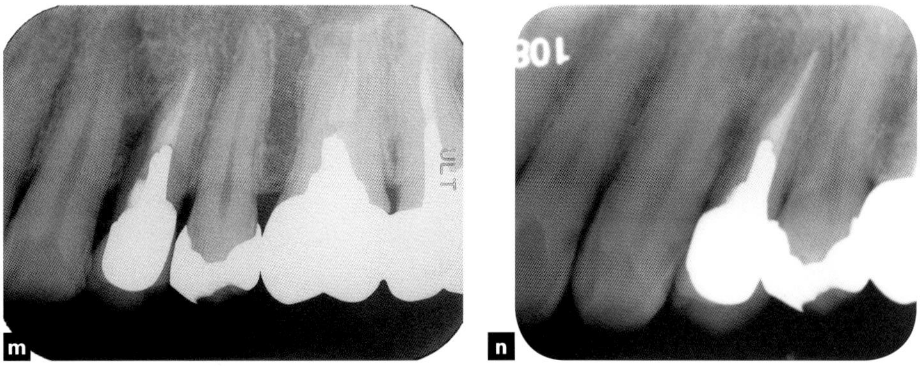

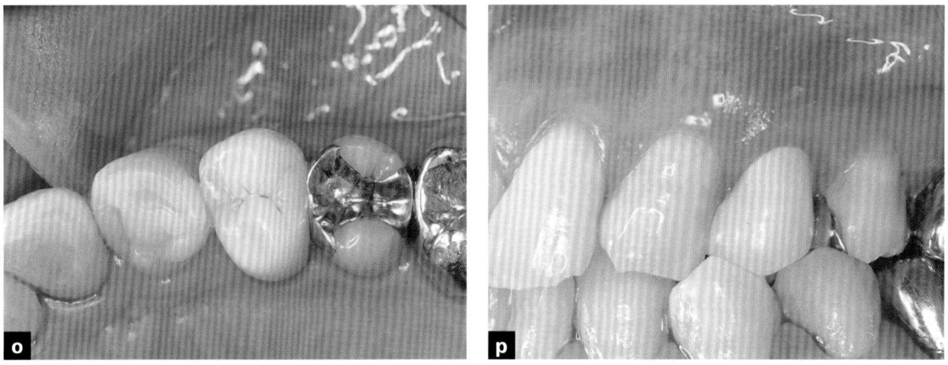

图8-3m　根管充填3年6个月后。
图8-3n～p　根管充填7年后（数码照片）。

成功法则

①牙槽嵴顶附近大范围的根管壁穿孔牙的根管治疗，极度困难。
②治疗的关键取决于穿孔处的感染控制和严密封闭。

8-2　联合应用非手术根管治疗与根管外科手术治疗根管壁穿孔

指南 陈旧性的（发生后经过1个月以上）且大范围的根管壁穿孔，由于在穿孔处有肉芽组织等深深地侵入增生等，穿孔处感染源的去除和严密封闭是很困难的。这种情况下，可以**翻瓣后用根管外科治疗最优先处置穿孔处（清理、封闭）**。结果是从下次就诊开始行根管治疗时不必努力控制根管内出血，可以从牙冠侧进行精准的常规根管扩大预备。

病例 23　牙根中段穿孔的病例

患者　22岁，女性。

主诉　1|牙龈溢脓。

现病史　约4年前牙齿充填治疗后的1|有异样感，最近牙根中段的牙龈有脓排出，因为担心就诊。患牙复合树脂充填，在牙根中段的牙龈黏膜上可见窦道（瘘管）。无自发痛，水平及垂直叩诊有轻度疼痛，根尖周的牙龈触诊有异样感。

病例说明

在术前的X线片（1982年10月）上可见根管内有松散的根管充填材料（**图8-4a～c**）。另外，可见从窦道（瘘管）插入的牙胶尖在牙根中段，根尖周可见小豆大小的X线透射影像（**图8-4d**）。

在初次根管治疗时，去除复合树脂充填体和不良根管充填物，开始治疗。实施二次根管治疗后，从穿孔处向根管内大量渗血，征得患者的同意，变更为用根管外科治疗。

约1个月后，采用根管外科治疗法行穿孔处封闭。为了确保获得充分的术野，在1|远中和2|远中两处行纵切口，然后，从龈沟行沟内切口，翻瓣。

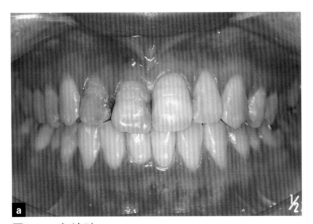

图8-4a　初诊时。

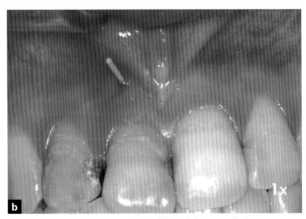

图8-4b　在患牙1|的窦道（瘘管）内插入牙胶尖。

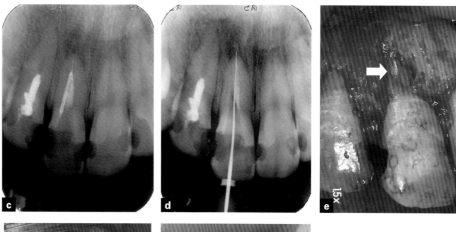

图8-4c　术前。可见根尖周有透射影像。

图8-4d　根管治疗时，在根管内插入锉的诊断丝片。

图8-4e　术中。牙龈翻瓣后可见穿孔处位置。

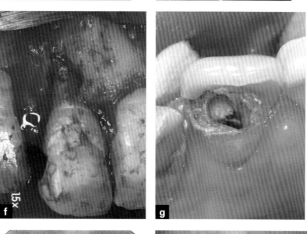

图8-4f　术中。采用银汞完成穿孔处封闭（现在，在征得患者同意的基础上，使用MTA的情况多）。

图8-4g　患牙的咬合面观。可见用银汞封闭的穿孔处和主根管。

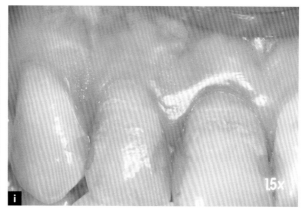

图8-4h，i　术后6年。

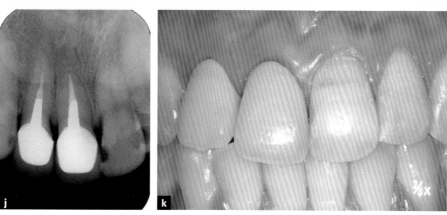

图8-4j，k　术后10年。

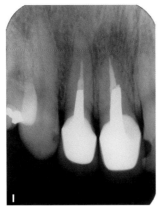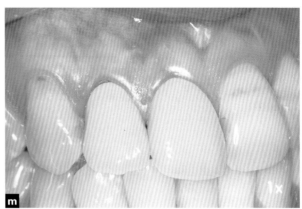

图8-4l，m　术后16年。

这时可见穿孔处上部的唇侧皮质骨被大面积破坏，牙根暴露，穿孔处的确认比较容易（**图8-4e**）。去除穿孔处周围的肉芽组织后，为了严密封闭穿孔处，用球钻预备窝洞，银汞充填，注意不同时封闭主根管（现在，在征得患者同意的基础上，使用

MTA的情况多）（**图8-4f，g**）。

约2周后，通过常规的根管治疗，用K锉再度进行根管扩大、预备到#50，充分进行根管的清洁、干燥，用根充糊剂和牙胶尖，采用侧方加压法完成根管充填（**图8-4h～m**）。

成功法则
①牙槽嵴顶附近大的根管壁穿孔牙的根管治疗，极度困难。
②治疗时优先行穿孔处的感染控制和严密封闭。

8-3　应用外科的牙髓治疗法处置根管壁穿孔

指南　根管壁穿孔的根管外科治疗，依然适用于通过常规的根管治疗不能治愈的。病因源于牙根的病例。牙龈翻瓣后，在直视的状态下探求引起病变的原因，去除，然后对牙根进行严密的封闭，可以获得良好的预后。**牙根的严密封闭，在根管充填结束后在直视下立即进行穿孔处封闭的根管外科治疗法，在技术层面被认为是上策。**

病例 24　牙根中段穿孔，可见根尖周病变

患者　22岁，女性。

主诉　[2]的异样感和牙龈肿胀。

现病史　约2年前经根管治疗和修复治疗后，[2]因牙龈再度肿胀，在附近的牙科诊所就诊。当时，发现牙根中段穿孔及根尖周病变。因为常规的根管治疗困难，请求进行手术处置，转诊。初诊时（1991年3月）面部无异常，口腔内患牙上戴有临时树脂冠，牙龈黏膜上可见曾被切开过的弧状的白色瘢痕。虽无自发痛，但有水平或垂直叩痛，牙根部牙龈触诊，在中央及根尖的部位有不适。

病例说明

初诊时的X线片上，可见牙冠部有螺纹桩，根管内有稀疏的不良根管充填材料（**图8-5a～c**）。另外，在牙根中段可见由根管壁穿孔引起的骨缺损，在其周围可见散在的疑似骨粉的白的不透射影像。根尖周可见米粒大小的X线透射影像。

去除初次根管治疗时的不良根管充填材料开始治疗，**器械到达根尖周稍微困难时，可见源于穿孔处的大量出血**，征得患者的同意，变更为实施根管

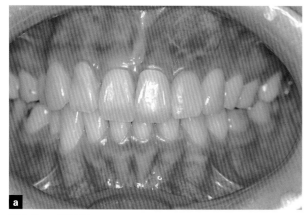

图8-5a　初诊时。

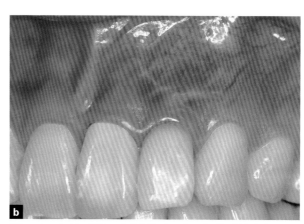

图8-5b　初诊时的[2]。可见临时冠和牙龈黏膜的瘢痕。

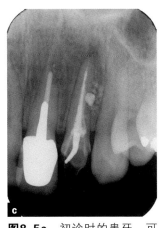 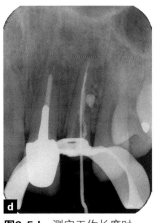 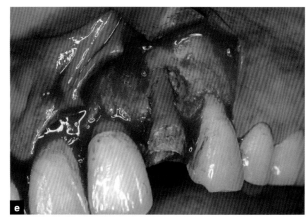

图8-5c　初诊时的患牙。可见不良根管充填，根尖周病变，穿孔周围的疑似溢出封闭剂的人工材料。

图8-5d　测定工作长度时。

图8-5e　牙龈分离后。唇侧皮质骨大幅破坏，牙根大面积暴露，在穿孔处周围散在着封闭剂。

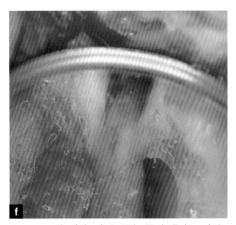 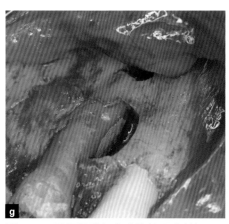 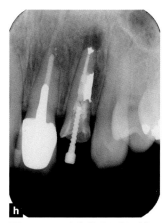

图8-5f　根尖切除和用银汞（现在，在征得患者同意的基础上，使用MTA的情况多）进行根管倒充填。

图8-5g　用银汞进行穿孔处的严密封闭。

图8-5h　手术处置后即刻。牙胶根管充填。用银汞进行根管倒充填，及穿孔处窝洞封闭。

外科手术治疗。

在第四次就诊时行外科手术疗法。牙龈翻瓣，在浸润麻醉下为了尽量使牙槽骨全部暴露，采用全厚瓣。因为必须将牙龈大部分翻开，在3的远中行纵切口，然后行沟内切口，翻瓣。此时可见包括穿孔处在内的唇侧皮质骨大幅破坏、牙根大面积暴露，在穿孔处周围的病变处可能充填有人工骨粉（**图8-5d，e**）。除去穿孔处附近的不良肉芽组织和人工材料后，为了搔刮根尖周病变，在根尖周的

皮质骨上开窗。目的是可以直视穿孔和根尖。在直视下确定从牙冠侧到根尖端的工作长度，用K锉行根管扩大、预备到#55。进行充分根管清理、干燥。用牙胶尖用侧方根管充填法完成根管充填。

根管充填结束后，为了确保穿孔处的严密封闭、预备窝洞，使用银汞充填（**图8-5g**）。在此基础上，因为担心根尖处根分歧存在，在根尖切除后进行根管倒充填的窝洞预备，实施银汞充填（**图8-5f ~ q**）。

图8-5i，j 手术处置2年后。可见根尖周的透射影像消失，根侧穿孔周围的透射影像缩小。

图8-5k，l 手术处置10年后。根尖周病变痊愈，牙颈部的根吸收明显。在口腔内戴入可以充分发挥功能的全瓷冠。

图8-5m，n 外科手术治疗12年后。

图8-5o～q 外科手术治疗18年后。可见患牙牙龈退缩。担心穿孔处和牙周袋相通。

> **成功法则**
>
> ①常规的根管治疗也有感染控制失败和封闭不严密的病例。
> ②器械难以到达根尖或穿孔处大量出血时，作为最终的手段可以选择根管外科手术。

参考文献

[1] Ingle JI. A standardized endodontic technique utilizing newly designed instruments and filling materials. Oral Surg Oral Med Oral Pathol 1961; 14: 83-91.

[2] Nicholls E. Treatment of traumatic perforations of the pulp cavity. Oral Surg Oral Med Oral Pathol 1962; 15: 603-612.

[3] Sinai IH. Endodontic perforations: their prognosis and treatment. J Am Dent Assoc 1977; 95: 90-95.

[4] Martin LR, Gilbert B, Dickerson AW. Management of endodontic perforations. Oral Surg Oral Med Oral Pathol 1982; 54: 668-677.

[5] ElDeeb ME, ElDeeb M, Tabibi A, Jensen JR. An evaluation of the use of amalgam, Cavit, and calcium hydroxide in the repair of furcation perforations. J Endod 1982; 8: 459-466.

[6] Trope M, Tronstad L. Long-term calcium hydroxide treatment of a tooth with iatrogenic root perforation and lateral periodontitis. Endod Dent Traumatol 1985; 1: 35-38.

[7] Benenati FW, Roane JB, Biggs JT, Simon JH. Recall evaluation of iatrogenic root perforations repaired with amalgam and gutta-percha. J Endod 1986; 12: 161-166.

[8] Aguirre R, elDeeb ME, elDeeb ME. Evaluation of the repair of mechanical furcation perforations using amalgam, gutta-percha, or indium foil. J Endod 1986; 12: 249-256.

[9] Kvinnsland I, Oswald RJ, Halse A, Gronningsaeter AG. A clinical and roentgenological study of 55 cases of root perforation. Int Endod J 1989; 22: 75-84.

[10] Dazey S, Senia ES. An in vitro comparison of the sealing ability of materials placed in lateral root perforations. J Endod 1990; 16: 19-23.

[11] Foreman PC, Barnes IE. A review of calcium hydroxide. Int Endod J 1990; 23: 283-297.

[12] Lemon RR. Nonsurgical repair of perforation defects. Dent Clin North Am 1992; 36: 439-457.

[13] Alhadainy HA, Himel VT. Evaluation of the sealing ability of amalgam, cavit, and glass ionomer cement in the repair of furcation perforations. Oral Surg Oral Med Oral Pathol 1993; 75: 362-366.

[14] Alhadainy HA. Root perforations. A review of literature. Oral Surg Oral Med Oral Pathol 1994; 78: 368-374.

[15] Fuss Z, Trope M. Root perforations: classification and treatment choices based on prognostic factors. Endod Dent Traumatol 1996; 12: 255-264.

[16] Kontakiotis EG, Wu M-K, Wesselink PR. Effect of sealer thickness on long-term sealing ability: a 2-year follow-up study. Int Endod J 1997; 30: 307-312.

[17] Jantarat J, Dashper SG, Messer HH. Effect of matrix placement on furcation perforation repair. J Endod 1999; 25: 192-196.

[18] Bryan EB, Woollard G, Mitchell WC. Nonsurgical repair of furcal perforations: a literature review. General Dent 1999; 47 (3): 274-278.

[19] Zmener O, Grimberg F, Banegas G, Chiacchio L. Detection and measurement of endodontic root perforations using a newly designed apex-locating handpiece. Endod Dent Traumatol 1999; 15: 182-185.

[20] Torabinejad M, Chivian N. Clinical applications of mineral trioxide aggregate. J Endod 1999; 25: 197-205.

[21] Fuss Z, Abramovitz I, Metzger Z. Sealing furcation perforations with silver glass ionomer cement: an in vitro evaluation. J Endod 2000; 26: 466-468.

[22] Giuliani V, Baccetti T, Pace R, Pagavino G. The use of MTA in teeth with necrotic pulps and open apices. Dent Traumatol 2002; 18: 217-221.

[23] Card SJ, Sigurdsson A, Orstavik D, Trope M. The effectiveness of increased apical enlargement in reducing intracanal bacteria. J Endod 2002; 28: 779-783.

[24] Shabahang S, Torabinejad M. Effect of MTAD on Enterococcus faecalis-contaminated root canals of extracted human teeth. J Endod 2003; 29: 576-579.

[25] Sabins RA, Johnson JD, Hellstein JW. A comparison of the cleaning efficacy of short-term sonic and ultrasonic passive irrigation after hand instrumentation in molar root canals. J Endod 2003; 29: 674-678.

[26] Tsurumachi T, Hayashi M. Long-term observation of endodontic surgical intervention to treat root perforation and apical periodontitis; a case report of an amalgam-restored tooth. Quintessence Int 2003; 34: 674-677.

[27] Gutarts R, Nusstein J, Reader A, Beck M. In vivo debridement efficacy of ultrasonic irrigation following hand-rotary instrumentation in human mandibular molars. J Endod 2005; 31: 166-170.

[28] Carver K, Nusstein J, Reader A, Beck M. In vivo antibacterial efficacy of ultrasound after hand and rotary instrumentation in human mandibular molars. J Endod 2007; 33: 1038-1043.

[29] Ibarrola JL, Biggs SG, Beeson TJ. Repair of a large furcation perforation: a four-year follow-up. J Endod 2008; 34: 617-619.

[30] Pace R, Giuliani V, Pagavino G. Mineral trioxide aggregate as repair material for furcal perforation: case series. J Endod 2008; 34: 1130-1133.

深度理解
之文献
8

根管壁穿孔——分类和治疗方法

【文献来源】

Fuss Z, Trope M. Root perforations: classification and treatment choices based on prognostic factors. Endod Dent Traumatol 1996; 12: 255–264.

内容摘要

　　根管壁穿孔是在进行根管治疗或桩道预备时发生的并发症，最坏结局导致拔牙的病例也能遇到。根管壁穿孔预后主要取决于穿孔的大小和位置、暴露于感染处的时间、严密封闭穿孔的可能性等主要因素。

　　一般情况下，治疗根管壁穿孔的患牙时，第一选择是"非手术"根管治疗，只有常规的根管治疗失败后，才考虑进行根管外科治疗。

　　位于牙槽嵴顶处的根管壁穿孔，其位置接近上皮附着，术后穿孔处与牙周袋相通，因此无论非手术还是手术治疗都非常困难（**表8-1**）。

表8-1　牙齿穿孔的分类

（1）根管壁穿孔 ①冠部穿孔 ②牙槽嵴顶穿孔 ③根尖区穿孔
（2）髓室底穿孔

研究的结果和结论 ——临床医生关注点

①根尖区的根管壁穿孔，可以当成根管进行治疗。

②髓室底穿孔，由于机械性损伤较大，且常与龈沟相通，感染的风险高，属于治疗前、后都很棘手的病例。

③即使有好的材料、合适的治疗方法，如果没有术者正确的诊断和技术，也不可能取得良好的疗效。

第9章

器械折断

根管治疗时发生器械折断对很多牙科医生来说都很棘手。近年来在显微镜的辅助下，采用超声振荡的方法可以获得较高的取出率。但是，并不是所有的折断器械都可以取出，取出时穿孔、推出根尖孔、根管壁变薄等，有导致二次并发症的风险。发生器械折断时，首先应该判断折断器械的状态并向患者说明情况。

前言

作为根管治疗并发症的一种，扩孔钻、锉等治疗用小器械在根管内折断，不仅妨碍以后的治疗操作，对其预后，也会产生重大的影响。对折断器械的取出，研究了很多用机械、手术或药物等的方法，在临床上均得到了有效应用。

但是这些方法，根据**折断器械的折断位置、牙位和其插入的状态、组织危害性等**，有不同的适应证。因此在临床第一线，首先通过X线片等正确把握术前折断器械的状况，然后再实施精准的牙髓治疗（非手术或手术处置）（**图9-1a～d**）。

折断器械的取出法

非手术方法		手术方法	
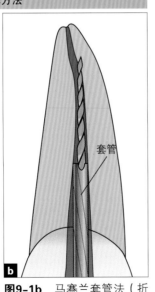		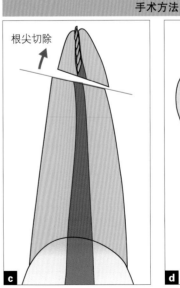	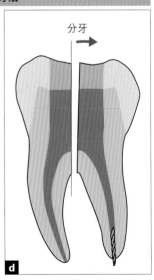
图9-1a　旁路通过法。避开折断器械形成旁路。	**图9-1b**　马赛兰套管法（折断器械夹持法）。用专用的套管夹持，取出。	**图9-1c**　根尖切除术。在直视下切除包括折断器械的根尖部。	**图9-1d**　牙半切术。对接近困难的折断器械，将牙冠和牙根一起切除。

9-1 推出根尖孔的折断器械

指南 有研究报告显示，折断器械留置在根管内的病例和无折断器械的常规根管治疗病例，经过远期观察，其成功率无明显差异（**表9-1**）。折断器械位于根尖1/3不能取出时，首先对器械断端的上部根管进行充分的扩大，清理后进行严密的根管充填，这种情况不会有任何不适[7]。但是，当**折断器械推入根尖孔并有临床症状时，必须将折断器械取出**。

表9-1 折断器械的种类与根尖周病变愈合的关系[18]

		成功例数和成功率		
		根尖周病变		计
		有	无	
折断器械的种类	镍钛	62/63（98.4%）	51/56（91.1%）	113/119（95.0%）
	SS	16/16（100%）	14/17（82.4%）	30/33（90.9%）
	Paste filler	2/2（100%）	3/4（75.0%）	5/6（83.3%）
	总计	80/81（99.0%）	68/77（88.3%）	148/158（93.7%）

SS: 不锈钢（Stainless Steel）器械

病例 25 残留折断锉的病例（图9-2a～d）

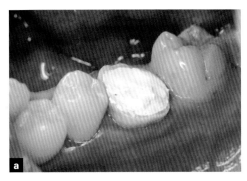
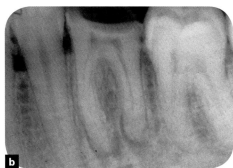
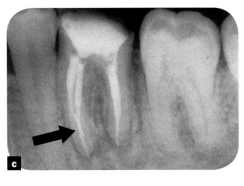
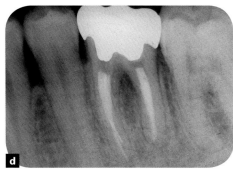

图9-2a 患者21岁，男性。初诊时患牙。
图9-2b 初诊时X线片，根尖周可见透射影像。

图9-2c 近中根有折断器械残留，根管充填完成。
图9-2d 约2年后，透射影像基本消失。

病例 26 从根管内取出折断器械

患者 71岁，女性。
主诉 右上前牙的牙龈有压痛。

现病史 最近根管治疗过的2|牙龈肿胀，到附近的口腔诊所就诊时发现1|根管根尖部有折断器械（**图**

图9-3a 术前（1|）。

图9-3b 术前。1|根尖处可见疑似折断器械的阻射影像。

图9-3c 术中。用环钻（中间为空管状的钻）去除折断器械周围的牙体组织。

图9-3d 术中。取出折断器械。

图9-3e 用专用的套管夹住折断器械的一部分取出。

图9-3f 根管充填后即刻。

图9-3g 术后6个月。

图9-3h 根管充填3年后。根尖周透射影像消失。

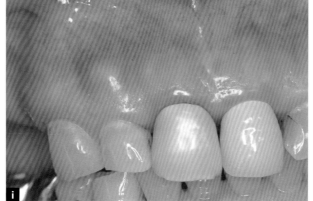

图9-3i 术后3年的患牙。

9-3），因为行常规的根管治疗困难，转院请求手术治疗。无自发痛，但是水平和垂直叩诊有轻度疼痛。1̲近根尖处牙龈叩诊有不适感。

病例说明

因为患者有临床症状，拟采用非手术方法取出1̲根管内的折断器械。术前在X线片上确认折断器械的大小和位置，通过常规根管治疗方法为折断器械取出做好准备，即为了在显微镜下能观察到折断器械，小心谨慎地进行根管清理、预备。约1个月后，使用马赛兰套管夹住折断器械成功取出（**图9-3c～e**）。临床不适症状消失后，采用侧方加压法根管充填，完成根管治疗。

> **成功法则**
> ①在显微镜辅助下的常规根管治疗，可以取出折断器械。
> ②马赛兰套管（环钻、套管）对取出折断器械是有效的。

9-2　上颌前磨牙内的器械折断

指南　**发生在上颌前磨牙的器械折断**，单纯用传统的X线片判断折断器械较为困难。对于这种病例，**可利用牙科CT三维影像进行分析**，通过根管外科手术的方法去除**折断器械，治疗根尖周炎**。传统的X线根尖片很难准确反映牙根和牙槽骨的颊舌侧形态，用CT影像可以有效把握根尖切除术前病变部位的详细情况。

病例 27　通过根尖切除术取出折断器械

患者　36岁，女性。
主诉　希望取出折断器械。
现病史　在附近的牙科诊所行根管治疗，但是疼痛没有消失，转院至其他的牙科诊所再次接受根管治疗。当时在患牙的根尖处发现有折断器械，向患者解释很难通过常规的根管治疗取出，推荐到大学医院治疗而转诊。

初诊时无自发痛，主诉有轻度的咬合痛，垂直及水平叩诊有不适感，在笔者的大学医院通过口内X线片检查确认折断器械在根管内，在显微镜辅助下行根管治疗，但是折断器械取出困难，向患者说明情况后，征得患者同意的基础上实施根尖外科手术。

病例说明

通过常规的根管治疗无法取出折断器械、临床症状又一直没有缓解的病例，尝试通过根尖手术治疗患牙。根尖切除术是根管外科手术中最常用的去

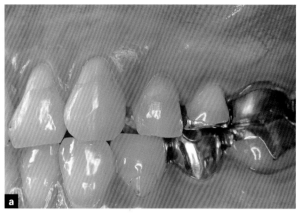

图9-4a　术前（|4）。

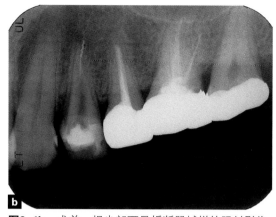

图9-4b　术前。根尖部可见折断器械样的阻射影像。

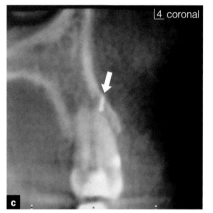

图9-4c　牙科CBCT（Ortho-CT，森田）的牙列冠状面像。箭头是折断器械。

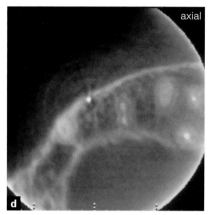

图9-4d　牙列横断面像。

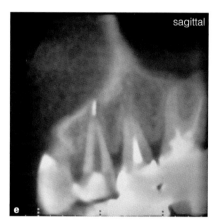

图9-4e　牙列矢状面像。

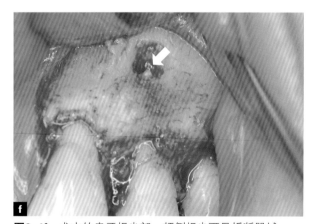

图9-4f　术中的患牙根尖部。颊侧根尖可见折断器械。

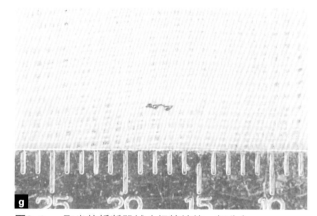

图9-4g　取出的折断器械（根管锉的一部分）。

除根尖周病变组织和牙根尖后严密封闭根管的治疗方法。因此，术前能否正确把握根尖周病变状态直接影响治疗的成败（图9-4a，b）。

该病例残留在牙根根尖部的折断器械，通过牙科CT的检查结果已证实从颊侧根管推出，而且已到达皮质骨（图9-4c～e）。在传统的口内X线片上，很难正确捕捉到牙根和牙槽骨的颊舌侧形态，利用牙科CT影像可以把握根尖切除术前病变部位的详细情况。

通过术前诊断，认为从颊侧进入比较方便，从

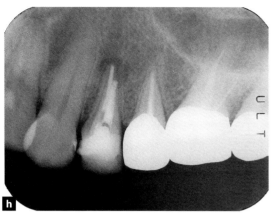

图9-4h 根尖手术后即刻，完成根管充填。

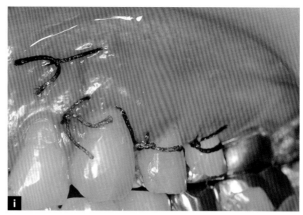

图9-4i 根尖手术后即刻。

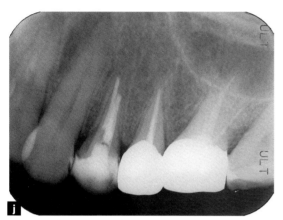

图9-4j 术后1年。根尖周的透射影像缩小。

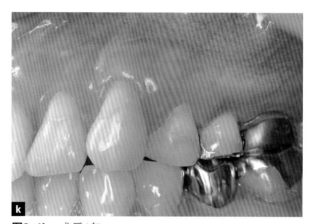

图9-4k 术后1年。

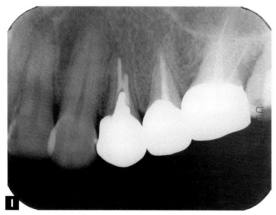

图9-4l 术后3年。

此处切开牙龈，翻瓣，去除皮质骨，在直视下取出折断器械，然后完成根管充填。术后疗效良好，经过5年到现在临床未见异常。

该例发生在上颌前磨牙的折断器械取出手术的诊断应用了牙科CT，掌握折断器械与牙及周围组织的位置关系，得到了更精确的诊断信息，因此制订高效、正确的治疗方案成为可能。同时这些资料用于患者知情同意时更容易沟通，为日常临床工作带来很大帮助（**图9-4f~n**）。

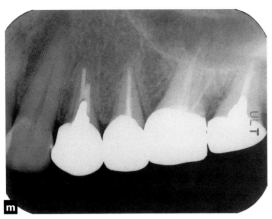
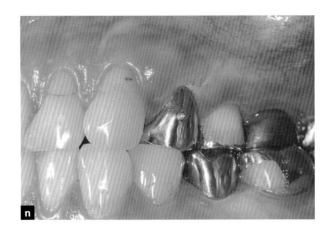

图9-4m，n 术后5年。

成功法则

①牙科CT有助于折断器械的术前诊断。

②根尖切除术用于取出折断器械是有效的。

9-3 折断器械进入上颌窦

指南 进入上颌窦的折断器械，采用常规的根管治疗难以取出，有时拔牙也是不可避免的治疗方法。以下介绍的病例28，通过保留一部分牙的牙半切术尝试取出折断器械和保留患牙。根管外科中用于多根牙的牙半切术，是将多根磨牙中引起麻烦的1个根或2个根连同部分牙冠一起去除的方法，主要用于牙根难以保留的病例。对于拔牙后需要固定桥修复的病例，如果采用牙半切术，突出的优点是不必拔牙，可以避免对两邻牙进行修复处理。

在进行治疗时，因为有很多因素交互影响，有必要在术前正确把握根尖周情况，应用牙科CT三维影像对诊断帮助很大。另外，为了远期良好疗效，还必须从修复及牙周组织学的角度多加考虑。

病例 28 通过牙半切术取出折断器械

患者 38岁，女性。

主诉 要求取出折断器械。

现病史 大约5年前接受根管治疗的6⌋，因为在疲劳时有不适感，到附近的牙科诊所就诊。当时发现有异物进入上颌窦，难以进行常规根管治疗，请求根管外科手术，转诊来院。初诊时面部未见异常，口内见患牙戴有铸造全冠，无自发痛，但是水平及垂直叩诊有不适感。

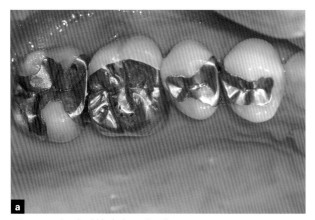

图9-5a 初诊时的咬合面（6｜）。

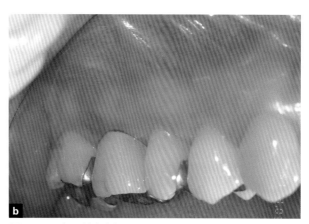

图9-5b 患牙的颊侧。

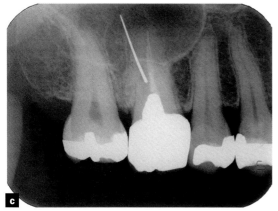

图9-5c 术前。在患牙的中央部可见折断器械样的细长的阻射影像。

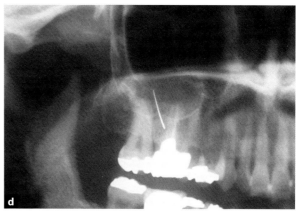

图9-5d 术前曲面断层片。

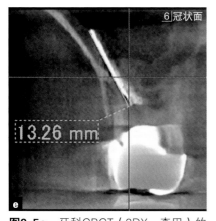

图9-5e 牙科CBCT（3DX，森田）的冠状面影像。

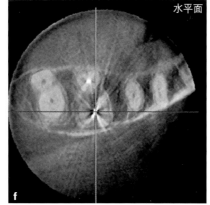

图9-5f 牙列水平面影像。

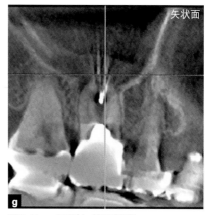

图9-5g 牙列矢状面影像。

病例说明

通过牙科CT影像，确认金属折断器械在颊侧近远中根管之间进入上颌窦。拆除铸造全冠行根管治疗，见髓室底有米粒大小的穿孔，此处可见折断器械的断端。约2个月期间，尝试在根管治疗时取出折断器械，但是失败。虽然觉得这个病例拔牙更为稳妥，但是在患者同意的基础上，尝试采用牙半

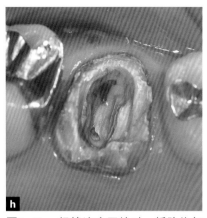

图9-5h　根管治疗开始时，拆除修复体。

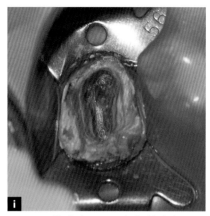

图9-5i　橡皮障隔湿下行根管治疗。

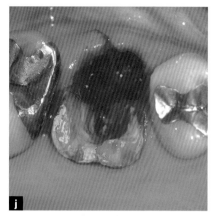

图9-5j　用牙半切法拔除颊侧2根。

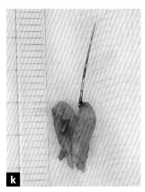

图9-5k　拔出的2根和折断器械（认为是拔髓针的一部分）。

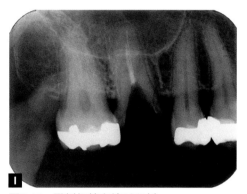

图9-5l　腭侧根管充填后即刻。

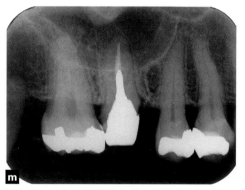

图9-5m　在腭侧根管上戴入铸造体后即刻。

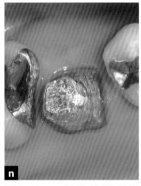

图9-5n　保留的腭侧根（半年后）。

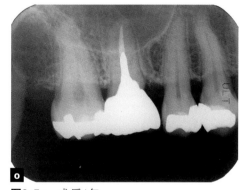

图9-5o　术后1年。

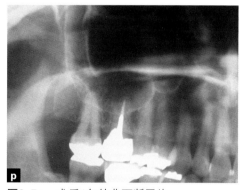

图9-5p　术后1年的曲面断层片。

切术保留部分患牙。

　　局部浸润麻醉下切开牙龈，翻瓣，在近远中颊侧2根和腭根之间用高速车针分割，取出颊侧2根。观察约2个月，完成腭侧根管的根管充填。修复治疗后预后良好，经过4年，现在临床未见异常（**图9-5**）。

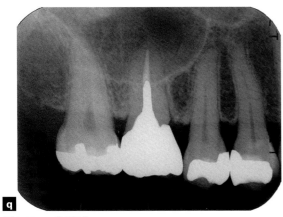

图9-5q 术后3年。

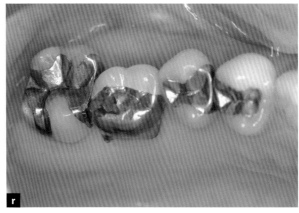

图9-5r 术后3年的咬合面观。

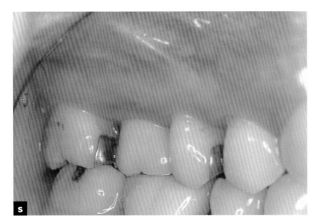

图9-5s 术后3年的颊侧面观。

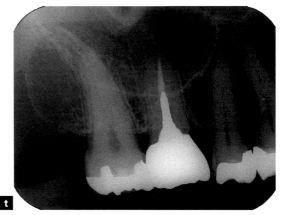

图9-5t 术后4年。

成功法则

①采用牙半切术，可以取出折断器械和保留患牙。
②牙科CT影像有助于上颌窦内折断器械的诊断。

参考文献

[1] Crump MC, Natkin E. Relationship of broken root canal instruments to endodontic caserprognosis：a clinical investigation. J Am Dent Assoc 1970；80：1341-1347.

[2] Fors UGF, Berg JO. Endodontic treatment of root canals obstructed by foreign objects. Int Endod J 1986；19：2-10.

[3] Nagai O, Tani N, Kayaba Y, Kodama S, Osada T. Ultrasonic removal of broken instruments in root canals. Int Endod J 1986；19：298-304.

[4] Block RM, Lewis RD. Surgical treatment of iatrogenic canal blockages. Oral Surg Oral Med Oral Pathol. 1987；63：722-732.

[5] 篠田公敬, 中島正人, 関根一郎, 向山嘉幸. 根管内切削器具の破折とその除去に関する研究（第1報）破折部位に関する検討. 日歯保存誌1991；34：1470-1476.

[6] 篠田公敬, 中島正人, 関根一郎, 向山嘉幸. 根管内切削器具の破折とその

除去に関する研究（第2報）破折症例に対する超音波発振装置の除去効果. 日歯保存誌 1993；36：638-642.

[7] 篠田公敬, 中島正人, 関根一郎, 向山嘉幸. 根管内切削器具の破折とその除去に関する研究（第3報）動物および臨床における破折片を伴う歯の予後. 日歯保存誌 1993；36：1189-1195.

[8] Hülsmann M. Methods for removing metal obstructions from the root canal. Endod Dent Traumatol 1993；9：223-237.

[9] Rud J, Rud V. Surgical endodontics of upper molars：relation to the maxillary sinus and operation in acute state of infection. J Endod 1998；24：260-261.

[10] Hülsmann M, Schinkel I. Influence of several factors on the success or failure of removal of fractured instruments from the root canal. Endod Dent Traumatol 1999；15：252-258.

[11] Arai Y, Tammisalo E, Iwai K, Hashimoto K, Shinoda K. Development of a

compact computed tomographic apparatus for dental use. Dentomaxillofac Radiol 1999；28：245–248.

[12] Nehme W. A new approach for the retrieval of broken instruments. J Endod 1999；25：633–635.

[13] D'Arcangelo C, Varvara G, Fazio P. Broken instrument removal—two cases. J Endod 2000；26：368–370.

[14] 新井義則, 橋本光二, 江島堅一郎, 本田和也, 岩井一男, 篠田宏司. 歯科用小型X線CT（Ortho–CT）の臨床例1000例の統計的分析. 日歯医学会誌 2000；19：54–63.

[15] 鶴町 保, 黒川輝将, 中澤朱絵, 池田賢一、本田和也, 明石俊和, 篠田宏司. 破折器具除去の外科的歯内療法にOrtho–CTを活用した1症例. 日歯保存誌 2002；45：696–701.

[16] Shen Y, Peng B, Cheung GS. Factors associated with the removal of fractured NiTi instruments from root canal systems. Oral Surg Oral Med Oral Pathol Oral Radiol Endod 2004；98：605–610.

[17] Souter NJ, Messer HH. Complications associated with fractured file removal using an ultrasonic technique. J Endod 2005；31：450–452.

[18] Spili P, Parashos P, Messer HH. The impact of instrument fracture on outcome of endodontic treatment. J Endod 2005；31：845–850.

[19] Tsurumachi T, Honda K. A new cone beam computerized tomography system for use in endodontic surgery. Int Endod J 2007；40：224–232.

[20] Rahimi M, Parashos P. A novel technique for the removal of fractured instruments in the apical third of curved root canals. Int Endod J 2009；42：264–270.

深度理解
之文献
9

根管扩大用的镍钛器械折断后如何取出?

【文献来源】

Shen Y, Peng B, Cheung GS. Factors associated with the removal of fractured NiTi instruments from root canal systems. Oral Surg Oral Med Oral Pathol Oral RadiolEndod 2004; 98: 605–610.

研究材料和方法

用于实验的样本,武汉大学牙体牙髓科从2001年5月开始到2003年9月为止取出的镍钛折断器械72例。折断器械的取出方法如下:为了在直视下操作取出折断器械,首先,用GG钻和LN车针在冠方行根管预备,用①旁路通过法、②穿孔法、③夹持法中的任何一种取出。

研究摘要

镍钛锉应用于牙髓治疗之后,很多牙科医生使用旋转切削器械及手用切削器械进行根管预备和成形。镍钛锉比传统不锈钢锉更有弹性,特别适用于弯曲根管的预备和成形。

但是,由于镍钛锉的金属特性等造成不可预期的器械折断风险增大,而且折断的镍钛锉取出非常困难。

虽然长期以来致力于器械折断取出方法的研究,但是还没有适合大多数病例的通用方法。

到目前为止,有各种各样的折断器械取出方法,不同的报告者其成功率各不相同。本论文的结果显示的折断器械取出的成功率是53%,低于Hulsmann和Schinkel的59%成功率。其理由是,取出的器械全部都是富有弹性的镍钛锉。而且镍钛锉一般用于弯曲根管的预备和成形,根管弯曲度过大也可能是成功率低的原因。

在本论文中列举了取出根管内折断器械的影响因素:①根管的解剖学形态(粗细、弯曲度、复杂性);②折断器械的长度(5mm以下的困难);③折断位置。

研究的结果和结论 ——临床医生关注点

①在手术显微镜的辅助下使用超声器械,可以在不过度增加术者和患者负担的情况下取出折断器械。
②为了提高取出折断器械的成功率,要熟知折断器械患牙的解剖学形态,由经验丰富的术者进行取出操作。
③在根管内残留折断器械的病例远期疗效研究中,与行常规根管治疗的病例之间的成功率无差异。

专栏 3	用镍钛锉进行根管预备导致根折

　　正在发展和改良的道路上不断进步的镍钛锉主导的机械切削模式，今后会带来什么样的根管预备和成形方法？镍钛锉的广泛应用可以提高根管预备和成形效率的同时，也存在一些令人担忧的问题。

　　研究表明，使用马达驱动（旋转式及往复运动式）的镍钛锉的根管预备时和成形时，根管壁四周有35%～40%存在切削锉接触不到的部位。

　　最近的研究报告认为，高速旋转扭力和锉的锥度的增加使根管牙本质的负担加大，产生微小的裂隙。这种微小裂隙在根管内逐渐显现，其后在外来的机械力和咬合力作用下导致根裂（**图9-6**）。

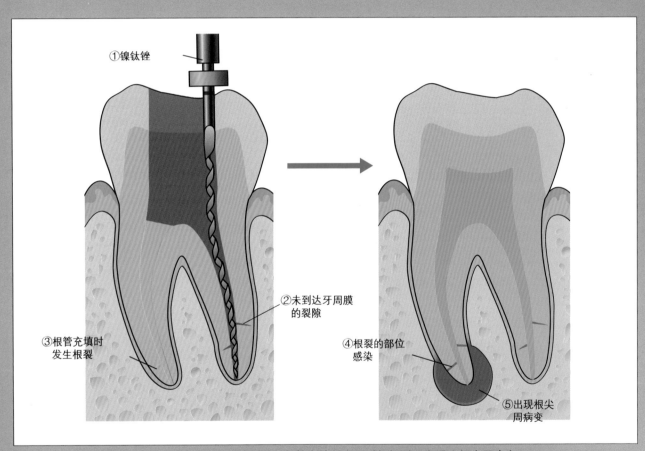

　　①镍钛锉
　　②未到达牙周膜的裂隙
　　③根管充填时发生根裂
　　④根裂的部位感染
　　⑤出现根尖周病变

图9-6　用镍钛锉进行根管预备、成形产生微小裂隙。根管充填后容易引起根裂，发展为根尖周病变。

参考文献

[1] Peters OA. Current challenges and concepts in the preparation of root canal systems: a review. J Endod 2004；30（8）：559-567.

[2] Bürklein S, Tsotsis P, Schäfer E. Incidence of dentinal defects after root canal preparation: reciprocating versus rotary instrumentation. J Endod 2013；39（4）：501-504.

第10章

根管充填的难点

根管治疗的最终目标是对扩大、预备、清理的根管进行根管充填，实现三维的严密封闭。但是，作为治疗对象的根管被称为"根管系统"，具有非常复杂的解剖形态，对其进行完全的封闭是极其困难的。因此，有各种各样的改良、开发出来的根管充填法和根管充填材料，临床上常规用的还是牙胶和根管糊剂进行根管充填。

前言

　　根管充填是牙髓摘除术和根管治疗后最终完成的步骤。通过根管的扩大、预备，在被清洁的根管内用生物相容性好的材料紧密封闭，阻断经由根管的感染通路，旨在保护根尖周组织和促进愈合。一直以来，具有稳定化学性质、生物刺激性小、能够与根管形态密合的牙胶尖根管充填在临床上被广泛应用。

牙胶

　　牙胶尖根管充填法，分为**侧方加压法和垂直加压法**（**图10-1**）。哪一种根管充填法封闭良好，虽然有争议，但是**基本上认为是侧方加压充填法更佳。只是在根管形态①粗、②相当复杂的情况下，考虑用流动性更高的牙胶进行严密封闭（三维）时采用垂直加压根管充填法更妥当**。即根据治疗对象的不同，不同的病例有必要分别使用不同的根管充填方法（**表10-1**）。

根管糊剂

　　作为牙胶根管充填法必不可少的材料，与牙胶尖充填联合使用，在根管充填中起辅助作用（**表10-2**）。因为牙胶自身和根管壁不完全密合，为了封闭微小的空隙，根管糊剂担负着重要的作用。为了使**根管糊剂和根管壁紧密贴合，认为必须使根管糊剂深入到牙本质小管内才能有效**。

表10-1　美国专科医生选择的根管充填法[28]

	回答率（%）
continuous wave法（CWCT）	48.2
冷牙胶侧方加压法	43.6
热牙胶垂直加压法（Schilder）	20.2
单尖法	3.2
热牙胶注射法	6.0
核心载体热牙胶充填法（ThermaFil）	0.5

表10-2　美国专科医生选择的根管糊剂[28]

	回答率（%）
氧化锌丁香油	74.6
AH Plus	18.9
AH 26	6.5
氢氧化钙（Sealapex）	5.9

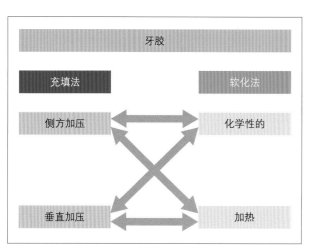

图10-1　牙胶根管充填材料和其临床应用的组合。

去除玷污层

为了使根管糊剂可以深入到牙本质小管，去除根管预备后在根管内壁产生的玷污层是非常重要的治疗操作。现广泛使用化学根管扩大剂去除玷污层。特别是无机质溶解剂（EDTA等）。很多实验已经明确了去除玷污层的**EDTA**的最佳条件（浓度、pH、作用时间）。推荐在容积有限的根管内，不停地补充新鲜的EDTA溶液来清除玷污层。

10-1 粗大且不规则的根管

指南　当治疗的根管系统大而复杂时，在充足的次氯酸钠（NaOCl）和EDTA冲洗下行机械性的根管扩大、预备。另一方面，作为最终步骤的根管充填，**髓腔形态粗且不规则时，推荐用具有流动性的热牙胶充填**（**表10-3**）。

表10-3　根管的形态、粗细和牙胶等的选择

根管的形态	逐渐变细+直	不规则
根管的粗细	细 弯曲	粗
根尖孔	小	小
术者	初次使用	熟练
充填法	常规的牙胶尖+糊剂 侧方加压（基本）	用加热软化的牙胶尖进行垂直加压

病例 29 根管粗大且不规则

患者　22岁，女性。

主诉　牙龈溢脓。

现病史　约10年前在学校和朋友玩耍时，前牙部受到强烈的撞击。虽然可见牙龈出血，但是由于疼痛并不严重，颜面肿胀轻微，所以没有接受任何的牙科治疗。之后一直没有症状，希望清洁牙结石到某牙科诊所就诊时，发现2有根尖周病变，为了进一步检查和治疗，介绍来牙髓科就诊。

病例说明

初诊时面部未见异常，口内所见2的根尖周附近可见窦道（瘘管），无自发痛和诱发痛。患牙的牙髓电活力测试（－），患牙的邻牙显示活髓（＋），诉在患牙水平及垂直叩诊反应时，垂直叩诊稍有异样感。X线片上可见在患牙根尖周有大的（拇指头大小）透射影像（**图10-2a～c**）。

根管粗大且明显，实际上用#40的锉可以毫无障碍地到达根尖孔附近。在次氯酸钠溶液冲洗下行根管扩大预备，窦道和腐臭味没有消失，根管内还有渗出液。

约1个半月后，临床症状改善，用含碘仿的氢氧化钙制剂"Vitapex"（NEO制药工业）暂时根管充填3次，观察疗效（**图10-2d，e**）。约9个月后，去除氢氧化钙制剂确认根管内的状况，腐臭味和渗出液消失，临床症状改善。因为根管粗，牙髓腔形态不规则，用加热软化的牙胶通过加热注射法（obtura）（森田）完成根管充填（**图10-2f～h**）。

约3年后的X线片，透射影像进一步缩小，无自觉症状及临床检查症状无不适，判定预后良好（**图10-2i，j**）。

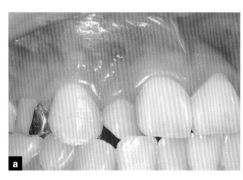
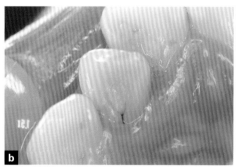

图10-2a　术前（2|），可见窦道（瘘管）。

图10-2b　术前患牙的舌侧图片。

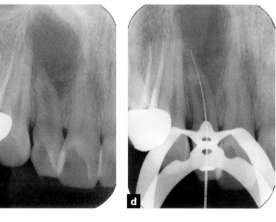
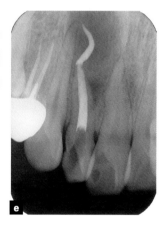

图10-2c　术前的患牙。

图10-2d　根管治疗时，测定工作长度。

图10-2e　氢氧化钙制剂暂时的根管充填（第一次）。

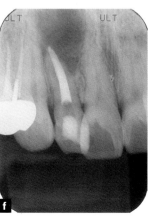
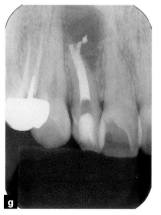
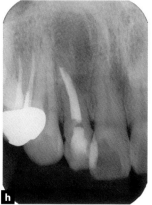

图10-2f　暂时的根管充填术中，药物被吸收。

图10-2g　热牙胶根管充填后即刻。

图10-2h　根管充填10个月后。

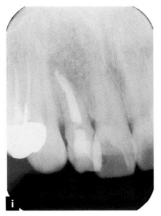
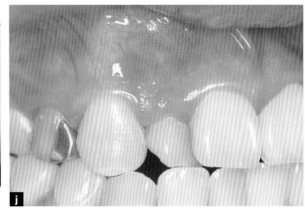

图10-2i, j　根管充填3年后。

成功法则

①根管粗、形态复杂时，用加热软化的牙胶通过加热注射法进行根管充填。
②大量次氯酸钠溶液和EDTA冲洗下谨慎地进行根管扩大预备。

10-2　复杂根管（融合牙）的处理

指南　**融合牙中双生牙是极其罕见的（图10-3）。** 融合牙必须进行拔髓处置时，由于其髓腔形态复杂，根管治疗时需要特别考虑几方面。即由于存在根管扩大器械到达困难的部位，需要有效使用化学性的扩大清理剂（有机质及无机质溶解剂）和根管封药剂（氢氧化钙制剂）。

融合牙发生于前牙时，在美观性上会给患者造成较大的心理负担。另外，如果这颗牙还存在反𬌗，问题会更加复杂化。在这样的病例要兼顾恢复美观性和功能性，在牙髓治疗（拔髓）后，有必要利用牙周治疗、正畸治疗及修复治疗等跨学科的治疗方法。

融合牙	双生牙	结合牙
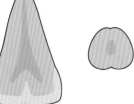	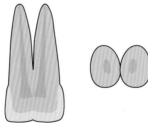	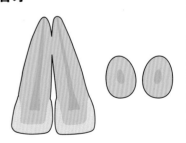
在牙发育时期2个正常的牙胚结合为一体，共有牙髓的一部分或全部的结合牙（fused teeth）。	正常牙的牙胚和多生牙的牙胚相结合的复合牙，是融合牙的一种类型。或者1个牙胚不完全分离，再次结合的牙（geminated teeth）。	萌出时期随着牙骨质的形成结合为一体，牙髓完全分开，只有牙骨质结合在一起的牙（concrescent teeth）。

图10-3　牙的融合和结合，被分为融合牙、双生牙、结合牙。

病例
30

形态复杂的根管

患者　10岁，男性。

主诉　前牙的外观异常。

现病史　从前就因为前牙牙列不齐有精神负担，还因为有反𬌗，功能上也有欠缺。患者担心是否会有其他关联的全身疾病，希望进一步检查及治疗，转诊来院。

病例说明

2|，与多生牙相融合的牙有反𬌗，其牙冠形态左右对称呈蝶状扭转，|3没有萌出空间。X线片所见，牙冠部、牙根部牙髓分离，在根中央部有一部分牙髓相通（**图10-4a ~ c**）。

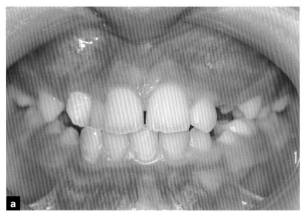

图10-4a　初诊时。

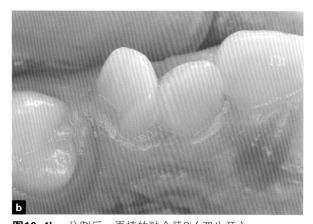

图10-4b　分割后，再植的融合牙2|（双生牙）。

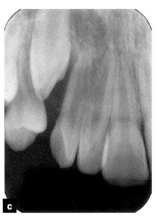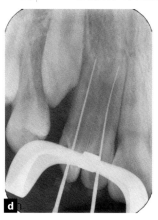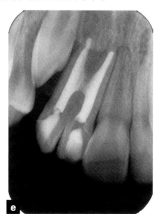

图10-4c　初诊时的X线片。
图10-4d　术中。工作长度的测定。
图10-4e　根管充填后即刻。

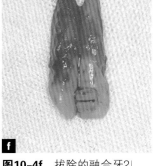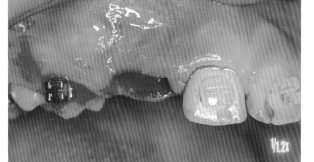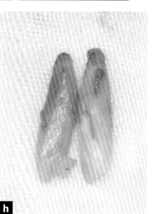

图10-4f　拔除的融合牙2|。　　**图10-4g**　拔牙后即刻。　　**图10-4h**　分割后的融合牙2|。

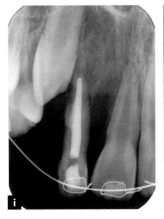
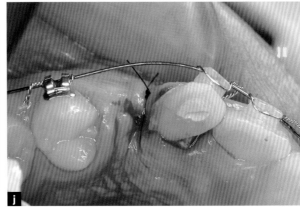

图10-4i，j　分割，再植后即刻。

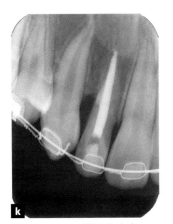
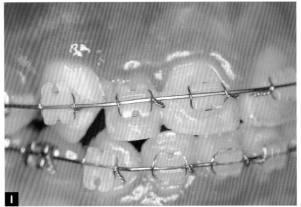
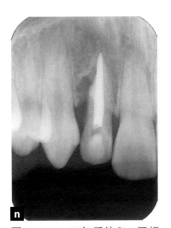

图10-4k，l　矫正治疗中。

图10-4m　3年后的2|。

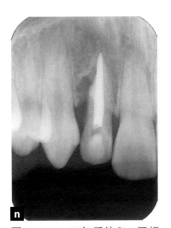

图10-4n　10年后的2|。牙根的一部分可见外吸收。

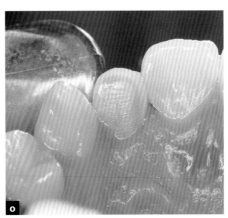

图10-4o　10年后的2|（咬合面观）。

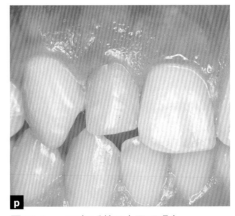

图10-4p　10年后的2|（正面观）。

　　融合牙经谨慎拔髓后，用氢氧化钙制剂暂时根管充填，2个月后用热牙胶垂直加压法进行根管充填（**图10-4e**）。

　　托槽装置1个月后，浸润麻醉下行牙龈切开，剥离，拔出融合牙。在口外立即用车针分割2|和多生牙，再植2|，用钢丝结扎固定（**图10-4i，j**）。

　　再植约3个月后，将埋伏在确保的萌出空间里的尖牙开窗，牵引。等待第二磨牙萌出改善咬合，矫正治疗开始3年9个月后，治疗结束。

　　矫正治疗后疗效良好，10年后口内临床所见稳定。

成功法则

①融合牙的口内保存，需要采取和正畸等多学科（interdisciplinary）联合的治疗方法。
②融合牙可以恢复美观和功能。

10-3　牙根内吸收牙

指南　在日常临床上，发生于恒牙的**牙根内吸收**的情况少见，而且治疗困难。内吸收一旦发展为牙根外侧面穿孔，牙和牙周组织被大范围破坏，会导致根管治疗更加困难。因为内吸收通常无症状，在牙科检查等的X线片检查中被偶然发现的情况多见。病因不明，可能有牙髓的慢性炎症、外伤、牙科矫正等的既往史（**图10-5，图10-6**）。

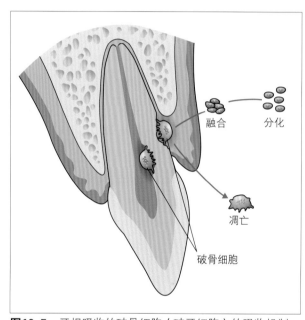

融合　　分化

凋亡

破骨细胞

图10-5　牙根吸收的破骨细胞（破牙细胞）的吸收机制。

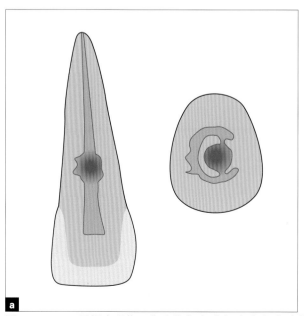

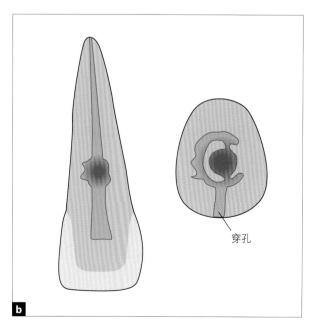

穿孔

图10-6a，b　牙根内吸收，分为非穿孔型（**a**）和穿孔型（**b**）。

病例 31　牙根内吸收样的异常所见

患者　50岁，女性。

主诉　前牙的牙龈红肿。

现病史　在某牙科诊所口内检查时，发现在3⌋和2⌋之间的根尖部牙龈处有脓肿。当时，在X线片上可见2⌋牙根中央部有**牙根内吸收样**的异常所见，要求进一步检查和治疗，介绍来院。

病例说明

患牙2⌋叩诊有异样感，牙髓电活力反应呈阴（－）性。两邻牙叩诊及牙髓电活力反应显示正常的（＋）。患牙的腭侧面有银汞充填，牙周组织的状态良好。在术前X线片上可见内吸收的范围，而且可见远中根侧面发生穿孔的透射影像。用常规的牙科X线摄影法无法详细地观察到内吸收范围，所以用牙科CT（3DX），（森田）的三维高清影像确认（**图10-7a～c**）。

在无浸润麻醉，橡皮障隔湿下备洞，在显微镜辅助下确认根管口。根管扩大、预备，采用逐步后退法扩大到#40，用次氯酸钠溶液进行充分的根管冲洗。然后，用氢氧化钙制剂（Vitapex，NEO制药工业）封药后暂封（**图10-7d**）。

3周后临床症状和窦道（瘘管）消失。然后，用牙胶尖和氧化锌丁香油类根充糊剂（Canals，昭和药品化工）行侧方加压法根管充填，期待穿孔型内吸收部位环境偏碱性，再次用氢氧化钙制剂封药（**图10-7e**）。

再过2周后，用超声荡洗去除氢氧化钙制剂，用次氯酸钠溶液和EDTA溶液交替进行根管冲洗。在显微镜下使用专用充填器械，在根管内用MTA（ProRoot MTA，登士柏三金）严密封闭穿孔型内吸收部位（**图10-7f**）。在MTA上部放置生理盐水棉球，用暂封材料紧密封闭，48小时后将暂封材料换成树脂加强型玻璃离子水门汀。

约2个月后，用复合树脂修复患牙，定期观察预后。经过3年的观察，牙根内吸收牙无论在X线片上还是临床上都维持着良好的状态（**图10-7g～i**）。

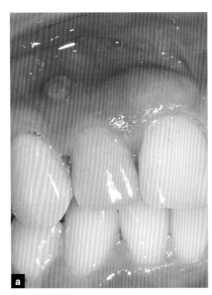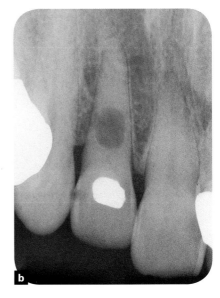

图10-7a　术前。可见患牙牙根中央部位牙龈脓肿和窦道（瘘管）。

图10-7b　术前。在2⌋牙根中央部可见内吸收样的局限性透射影像。

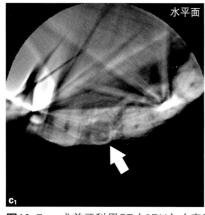
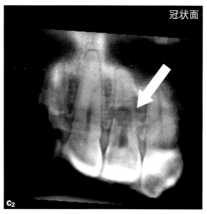
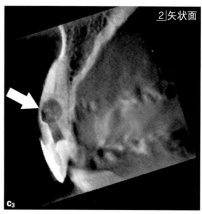

图10-7c　术前牙科用CT（3DX）（森田）拍摄的CT像。三维像（水平面、冠状面、矢状面）可见穿孔型内吸收。

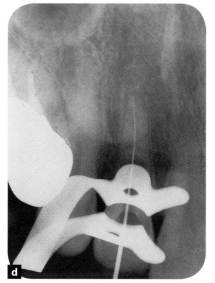
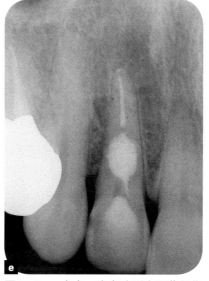
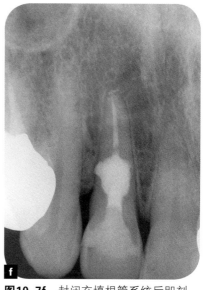

图10-7d　术中。插入锉确认工作长度。

图10-7e　术中。在穿孔型内吸收部位用氢氧化钙制剂封药，在根尖部根管用牙胶行根管充填。

图10-7f　封闭充填根管系统后即刻，从根管内用（ProRoot MTA）紧密封闭穿孔型内吸收部位。

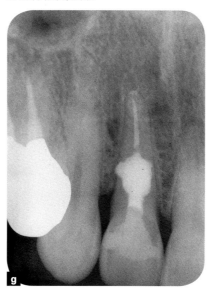
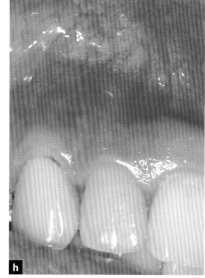

图10-7g，h　根管充填3年后。

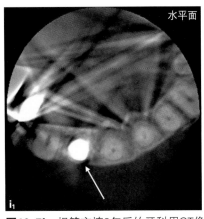
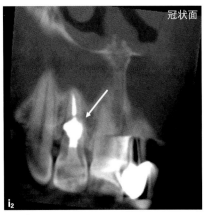
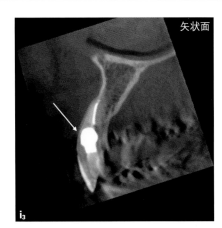

水平面　　冠状面　　矢状面

图10-7i　根管充填3年后的牙科用CT像（3DX）。

成功法则

①牙根内吸收患牙，采用常规的根管治疗可以阻止吸收。

②从根管内用MTA严密封闭穿孔型内吸收部位。

参考文献

[1] Schilder H. Filling root canals in three dimensions. Dent Clin North Am 1967；Nov：723–744.

[2] Frank AL, Weine FS. Non–surgical therapy for the perforative defect of internal resorption. J Am Dent Assoc 1973；87：863–868.

[3] Wedenberg C, Lindskog S. Experimental internal resorption in monkey teeth. Endod Dent Traumatol 1985；1：221–227.

[4] Tronstad L. Root resorption：etiology, terminology and clinical manifestations. Endod Dent Traumatol 1988；4：241–252.

[5] Andreasen FM, Andreasen JO. Textbook and color atlas of traumatic injuries to the teeth. 3rd edn. St. Louis. MO：Mosby, 1994；563.

[6] Torabinejad M, Higa RK, McKendry DJ, Pitt Ford TR. Dye leakage of four root end filling materials：effects of blood contamination. J Endod 1994；20：159–163.

[7] Gulabivala K, Searson LJ. Clinical diagnosis of internal resorption：an exception to the rule. Int Endod J 1995；28：255–260.

[8] Torabinejad M, Hong CU, Pitt Ford TR, Kettering JD. Antibacterial effects of some root end filling materials. J Endod 1995；21：403–406.

[9] Ne RT, Whiterspoon DE, Gutmann JL. Tooth resorption. Quintessence Int 1999；30：9–25.

[10] Heithersay GR. Clinical, radiologic and histopathologic features of invasive cervical resorption. Quintessence Int 1999；30：27–37.

[11] Goldberg F, Massone EJ, Esmoris M, Alfie D. Comparison of different techniques for obturating experimental internal resorptive cavities. Endod Dent Traumatol 2000；16：116–121.

[12] Iwai K, Arai Y, Hashimoto K, Nishizawa K. Estimation of effective dose from limited cone beam X–ray CT examination. Dental Radiology 2000；40：251–259.

[13] von Fraunhofer JA, Fagundes DK, McDonald NJ, Dumsha TC. The effect of root canal preparation on microleakage within endodontically treated teeth：an in vitro study. Int Endod J 2000；33：355–360.

[14] Gilhooly RPM, Hayes SJ, Bryant ST, Dummer PMH. Comparison of cold lateral condensation and a warm multiphase gutta–percha technique for obturating curved root canals. Int Endod J 2000；33：415–420.

[15] Peters LB, van Winkelhoff AJ, Buijs JF, Wesselink PR. Effects of instrumentation, irrigation and dressing with calcium hydroxide on infection in pulpless teeth with periapical bone lesions. Int Endod J 2002；35：13–21.

[16] Hashimoto K, Arai Y, Iwai K, Araki M, Kawashima S, Terakado M. A comparison of a new limited cone beam computed tomography machine for dental use with a multidetector row helical CT machine. Oral Surg Oral Med Oral Patho Oral Radiol Endod 2003；95：371–377.

[17] Tsurumachi T, Kuno T. Endodontic and orthodontic treatment of a cross–bite fused maxillary lateral incisor. Int Endod J 2003；36：135–142.

[18] Wu MK, de Groot SD, van der Sluis LWM, Wesselink PR. The effect of using an inverted master cone in a lateral compaction technique on the density of the gutta–percha fill. Oral Surg Oral Med Oral Patho Oral Radiol Endod 2003；96：345–350.

[19] Kokkas AB, Boutsioukis AC, Vassiliadis LP, Stavrianoz CK. The influence of the smear layer on dentinal tubule penetration depth by three different root canal sealers：an in vitro study. J Endod 2004；30：100–102.

[20] Camilleri J, Montesin FE, Papaioannou S, McDonald F, Pitt Ford TR. Biocompatibility of two commercial forms of mineral trioxide aggregate. Int Endod J 2004；37：699–704.

[21] 鶴町　保，瀧田稔弥，宮田博史，大島崇史，古豊育太朗．外傷に起因した根尖部病変に対する非外科的歯内療法．日歯保存誌 2005；48：669–674.

[22] Gutarts R, Nusstiol J, Reader A, Beck M. In vivo debridement efficacy of ultrasonic irrigation following hand–rotary instrumentation in human mandibular

molars. J Endod 2005；31：166-170.

[23] Chng HK, Islam I, Yap AU, Tong YW, Koh ET. Properties of a new root-end filling material. J Endod 2005；31：665-668.

[24] Horsted-Bindslev P, Andersen MA, Jensen MF, Nilsson JH, Wenzel A. Quality of molar root canal fillings performed with the lateral compaction and the single-cone technique. J Endod 2007；33：468-471.

[25] Jacobovitz M, de Lima RKP. Treatment of inflammatory internal root resorption with mineral trioxide aggregate：a case report. Int Endod J 2008；41：905-912.

[26] Meire M, De Moor R. Mineral trioxide aggregate repair of a perforating internal resorption in a mandibular molar. J Endod 2008；34：220-223.

[27] Silveira FF, Nunes E, Soares JA, Ferreira CL, Rotstein I. Double 'pink tooth' associated with extensive internal root resorption after orthodontic treatment：a case report. Dent Traumatol 2009；25：e43-e47.

[28] Lee M, Winkler J, Hartwell G, Stewart J, Caine R. Current trends in endodontic practice：emergency treatments and technological armamentarium. J Endod 2009；35：35-39.

[29] Estrela C, Bueno MR, De Alencar AHG, Mattar R, Neto JV, Azevedo BC, De Araujo Estrela. Method to evaluate inflammatory root resorption by using cone beam computed tomography. J Endod 2009；35：1491-1497.

[30] Patel S, Dawood A, Wilson R, Horner K, Mannocci F. The detection and management of root resorption lesions using intraoral radiography and cone beam computed tomography：an in vivo investigation. Int Endod J 2009；42：831-838.

[31] Bogen G, Kuttler S. Mineral trioxide aggregate obturation：A review and case series. J Endod 2009；35：777-790.

[32] Nakata K, Naitoh M, Izumi M, Ariji E, Nakamura H. Evaluation of correspondence of dental computed tomography imaging to anatomic observation of external root resorption. J Endod 2009；35：1594-1597.

[33] Mente J, Haga N, Pfefferle T, Koch MJ, Geletneky B, Dreyhaupt J, Martin N, Staehle HJ. Treatment outcome of mineral trioxide aggregate：repair of root perforations. J Endod 2010；36：208-213.

[34] Takita T, Tsurumachi T, Ogiso B. Endodontic treatment of a maxillary lateral incisor with a perforating internal resorption by using cone beam computed tomography as a diagnostic aid：A case report. Quintessence Int 2011；42：745-752.

深度理解之文献 10

侧方加压法和单尖法充填磨牙根管的比较研究

【文献来源】

Horsted-BindslevP, Andersen MA, Jensen MF, Nilsson JH, Wenzel A. Quality of molar root canal fillings performed with the lateral compaction and the single-cone technique. J Endod 2007; 33: 468-471.

研究材料和方法

形态相似弯曲度低的离体人牙42颗，术前从颊舌向和近远中向拍摄。在每颗牙上选择2个根管（上颌根管35个和下颌根管48个），用于根管充填。

插入#25或#30K-flex锉确定后牙根管的工作长度。所有的根管，使用Profile镍钛旋转切削系统（0.06锥度及0.04锥度镍钛锉）扩大。

为两组，即用国际标准0.02锥度的牙胶尖（主尖）的侧方加压法组43个根管和使用0.04锥度的牙胶尖1根的单尖法组40个根管，使用"AH-Plus"（登士柏，美国）作为根充糊剂进行根管治疗。

内容摘要

大多数牙学院所训练的根管充填法是以0.02锥度的牙胶尖（主尖）和副尖并用的侧方加压法。

只用适合最终根尖狭窄处大小的主尖进行根管充填的单尖法（单一牙胶尖法），因为时间短且容易进行根管封闭，此方法在欧洲几个国家已普及。

近年由于要求高效率地进行根管预备和成形，镍钛旋转根管预备系统，已逐步取代传统的不锈钢制的手动预备系统，广泛应用于临床。即使是对弯曲根管，也有良好的记忆性能和切削功能。用这种镍钛器械进行根管预备，与利用不锈钢器械的圆周的尖所形成的根管形态比较，其断面的形态是更均一的圆形。

研究报告认为，用0.06锥度的镍钛器械进行弯曲根管的预备、成形后，用0.06锥度的牙胶尖进行单尖法充填，可取得和侧方加压法同样的牙胶填塞率。

本文的结论是，用镍钛Profile预备弯曲度小的根管时，单尖法和侧方加压法的根管封闭性无明显差异。

研究的结果和结论 ——临床医生关注点

①从单一方向观察的X线片上，即使根管充填显示良好，在变换角度后的X线片上也可能表现为根管充填不良。

②单尖法和侧方加压法比较，术式简单、操作时间短。而且可以避免因使用加压器进行侧方加压时发生的牙根折裂等并发症。

③根管的断面形态、颊舌径和近远中径大致相同的根管少。因此，适用于镍钛锉扩大预备形态的根管实际上并不多。

专栏 4	根管封闭剂的必要性

今天，牙胶作为根管充填材料的"金标准"在牙科医生之间被广泛使用。根管封闭剂在牙胶根管充填法中是必不可少的材料。因为牙胶和根管壁没有化学性的粘接，为了填塞和根管壁间的复杂的间隙，根管封闭剂发挥了重要的作用。为了更紧密地与根管壁贴合，必须使根管封闭剂进入到牙本质小管。因此，清除根管预备、成形后在根管内壁形成的玷污层（1~2μm）的操作非常重要。作为根管壁玷污层的去除方法，备受关注的是化学性的根管清理扩大剂，特别是无机质溶解剂（EDTA等）的使用（**图10-8**）。

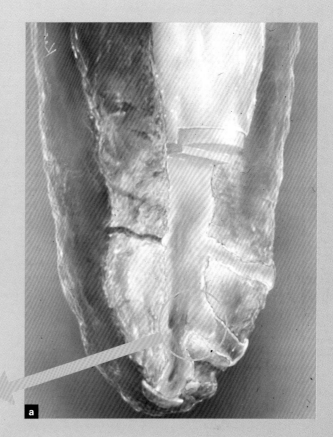

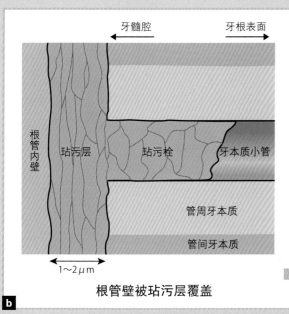

根管壁被玷污层覆盖

图10-8 根管扩大预备后，根管壁被玷污层覆盖。因此，要求去除包括细菌和牙本质碎屑等的有害物质的玷污层，用根管封闭剂封闭。

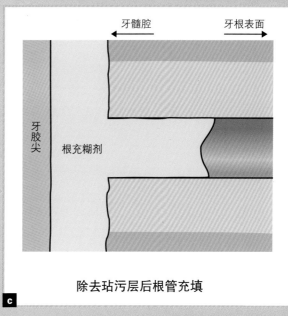

除去玷污层后根管充填

第三篇

牙髓病治疗的疗效观察

第11章

根管再治疗的远期疗效观察

与初次根管治疗的病例（virgin case）比较，根管再治疗牙齿治疗难度高，其相关因素有很多。但是，如果严格按照根管治疗的基本原则操作，这些困难是可以克服的。无论如何绝对不可轻易放弃。

前言

牙髓治疗是临床牙科医生的日常治疗。然而面对的治疗牙多半是根管再治疗的或多次进行过根管治疗的。即使是根管治疗这种近年来得到广泛认可的技术，也不能完全治愈牙髓及根尖周病。根管治疗失败的原因，从单纯由于术者技术失误，到治疗方法本身的局限性"无论如何都不能治愈"，失败的原因各种各样（**图11–1**）。

但是在繁忙的临床一线，详细地分析、讨论每个病例的失败原因，有助于提高以后的根管治疗效果，因而必须进行分析讨论。在不明确失败原因、心怀不安的情况下"未充分了解病因就开始了根管再治疗"，无论发挥怎样的高超技术，短期内疾病再发的风险都高。因而需在治疗前进行准确的临床诊断，制订正确的治疗计划，慎重地开始根管再治疗。因为曾是根管治疗失败的患牙，不要盲目地"立即重新开始再治疗"，这一点首先应该牢记。

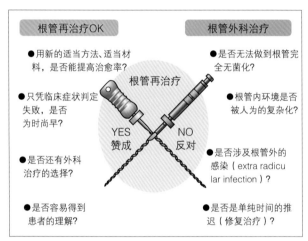

图11–1　围绕实施根管再治疗的主要观点。

11-1　疼痛和肿胀经久不消

指南　根尖周病，由细菌感染引起。因此，牙髓治疗基本原则是，**去除感染源**和**防止再感染**。即，通过根管的"清理，扩大，预备"彻底地清除细菌性感染源，然后紧密封闭根管，防止再感染。但是，即使病因明确，由于根管系统（root canal system）的复杂的解剖学形态，一旦发生感染，常规的根管治疗难以治愈。治疗后常会再发。

下面介绍病例（**图11–2**），7～8年前在某牙科诊所接受过根管治疗的上颌第一磨牙疼痛，而且由于患牙腭侧牙龈肿胀等，介绍来院。原因是用拔髓针和锉等根管扩大、成形系统不能完全清除感染源，根管系统内仍有感染残留。因此该病例必须对上颌第一磨牙的弯曲腭侧根管进行再治疗。

病例 32　治疗后疼痛和肿胀经久不消的病例，疗效观察17年

患者　63岁，男性。

主诉　6|疼痛和腭侧牙龈肿胀（1998年9月）。

现病史　7～8年前6|根管治疗后，因疲劳时感觉不适，在介绍的牙科诊所就诊。根据诊断X线片和腭侧牙龈肿胀等情况，初诊的牙科医生向患者说明根管治疗困难。但是，患者的治疗意愿强烈，根管治疗约2年后，临床症状没有消失，因此介绍来院。

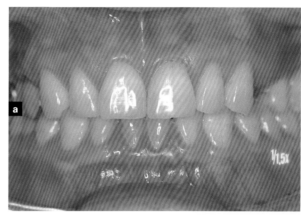

图11-2a　术前（正面观）。

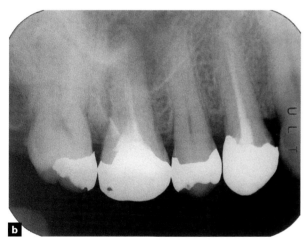

图11-2b　初诊前的X线片。（由初诊的牙科医生拍摄）

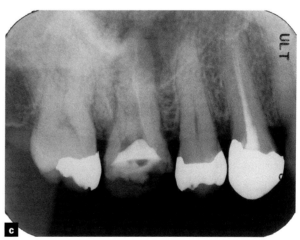

图11-2c　术前（初诊时）。已经拆除了修复体。

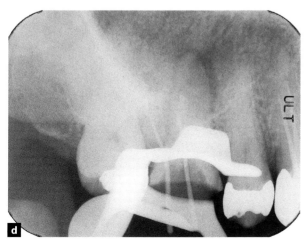

图11-2d　颊侧2根管的术中X线片。

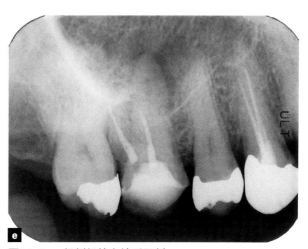

图11-2e　颊侧根管充填后即刻。

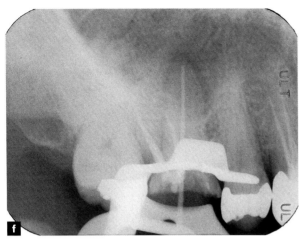

图11-2f 腭侧根管的术中X线片。

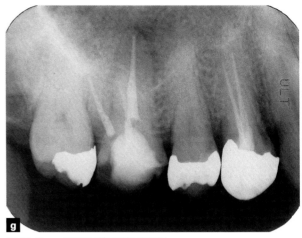

图11-2g 腭侧根管充填后即刻。

病例说明

初诊时无自发痛，但主诉叩痛强烈。另外，可见患牙的腭侧牙龈发红肿胀。术前X线片可见包围腭侧根的大的弥漫性透射影像，根管内可见疑似根管封药的不透射影像。

通过常规的根管治疗，去除6〗的3根管内松散的糊剂和牙胶尖，去除腭侧根管的糊剂时可见伴有出血的排脓。测定颊侧2根管的工作长度时可以感觉到根尖部的狭窄，根尖部扩大到#35。然后，用次氯酸钠溶液和EDTA进行根管清理，之后暂封。

第3次根管治疗时，用牙胶尖充填颊侧2根管

（侧方加压）（**图11-2e**）。以后的根管治疗，以腭侧根管的"清理，扩大，预备"为主，排脓未停止，腭侧的牙龈肿胀持续。怀疑腭侧根根折，用显微镜观察，未见根折，可见**在根尖部附近稍有弯曲**（**图11-3**）。仔细进行根管冲洗，而且没有用根管消毒剂封药。观察临床症状是否缓解的同时，考虑腭侧根的根管充填时机。从初诊开始，约3个月后，由于临床症状明显缓解，使用牙胶尖完成根管充填（**图11-2g**）。

然而，治疗后临床症状并没有完全消失（叩诊时有异样感，腭侧牙龈有轻度压痛），制作临时冠，继续观察。约1年后，可见X线片上的根尖病变缩小及临床症状消失，堆筑树脂基台后戴入全冠（**图11-2h，i**），然后定期复查，观察疗效（**图11-2j～q**）。

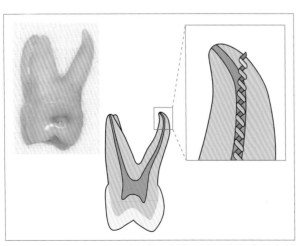

图11-3 上颌第一磨牙的弯曲腭侧根，由于在根尖部有急弯，使用锉时容易穿孔。

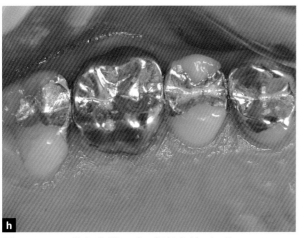

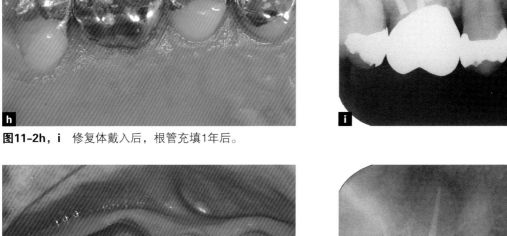

图11-2h，i　修复体戴入后，根管充填1年后。

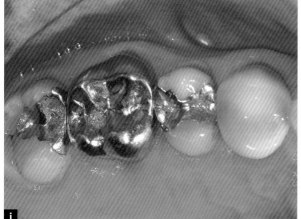

图11-2j　根管充填3年后。4的修复体重新制作。

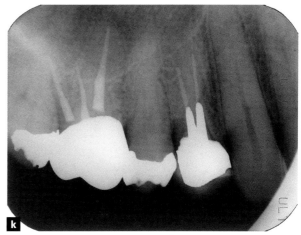

图11-2k　根管充填3年后。

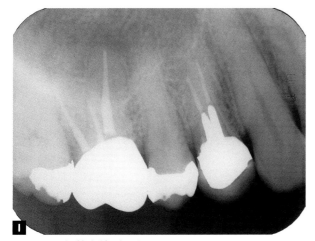

图11-2l　根管充填5年后。

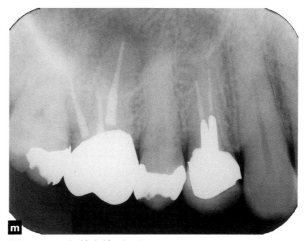

图11-2m　根管充填8年后。

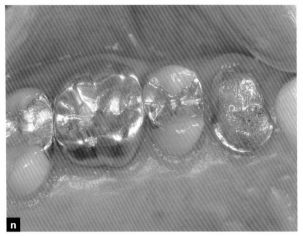

图11-2n　根管充填12年后。4|的硬质树脂冠破损。

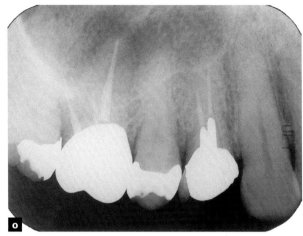

图11-2o　根管充填12年后。

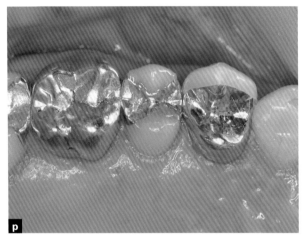

图11-2p　4|戴入新的修复体。

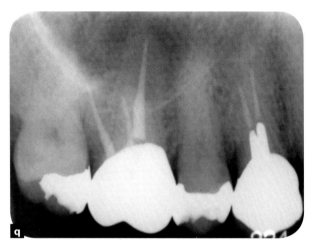

图11-2q　根管充填17年后。

成功法则

①腭侧根管不总是直线形的，想象其形态的同时认真地进行操作。

②"清理，扩大，预备"结束后，判断无异常的根管，立即进行根管充填。

11-2　大范围的根尖周病变

指南　采用非外科的根管治疗治愈大范围的根尖部病变，是和强大的病原体之间的"战争"，这对牙科医生而言无疑是巨大的挑战。此时的对手，并不是X线片上反映的大范围的病变，而是病因牙狭小的根管系统（root canal system）。即，判断大范围的根尖周病变能否通过非外科的根管治疗治愈，有赖于患牙根管内的小的病原性物质能否完全地去除（**图11-4**）。

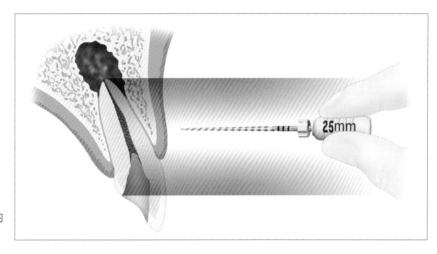

图11-4　"斗争"对手是病源牙狭小的根管系统。

病例 33　大范围的根尖周病变经过17年临床观察的病例

患者　37岁，男性。

主诉　右前牙不明原因的疼痛（1989年1月）。

现病史　14～15年前在附近的某牙科诊所接受牙科治疗，戴入修复体。最近，自觉治疗牙有不适症状，还稍有变色。单位体检时发现有大的根尖部病变，介绍来院。

病例说明

全牙列重度牙周病的患者。患牙2⌐冠修复体变色，边缘牙龈发红、肿胀。初诊时无自发痛，叩诊（水平及垂直）稍有不适。术前X线片可见围绕根尖周的局限性透射影像，拇指指尖大小，根管内未见根管充填高密度不透射影像（**图11-5a，b**）。

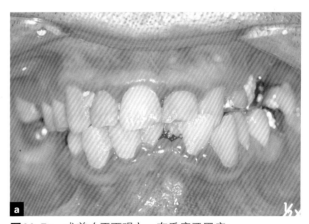

图11-5a　术前（正面观）。有重度牙周病。

根管治疗开始时，从舌侧去除一部分牙冠，开髓。去除水门汀样的堆积物和糊剂类充填物后，完全去除附近的感染牙体组织，用次氯酸钠溶液清理

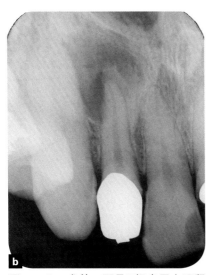

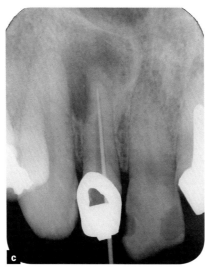

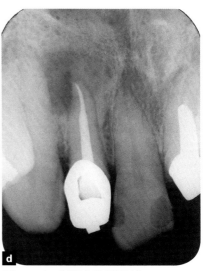

图11-5b 术前。可见2̲根尖周大面积病变。

图11-5c 根管治疗中，测定工作长度。

图11-5d 根管充填后即刻。

髓腔。

第2次根管治疗时，根管口扩大和确认工作长度。作为2̲的根管形态特征，在根尖侧2～3mm处呈现出弯向远中及腭侧方向急弯，所以必须注意用手动锉（K锉）进行根管扩大预备。特别是使用#25以上较粗的锉（#30和#35 K锉）时，在锉的尖端先做预弯，弯曲弧度为根尖的弧度，同时进行根管扩大预备。同时，用次氯酸钠溶液频繁地冲洗根管。最终根尖部扩大［主尖锉（master apical file）］到#35，然后用逐步后退法完成根管清理、扩大、预备。

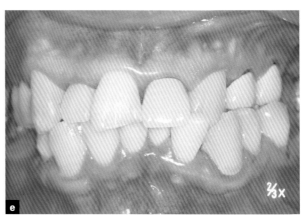

图11-5e 根管充填5年后。

由于根管渗出液量多且持续排出，根管治疗需要大约6个月。当时没有使用任何的根管消毒剂

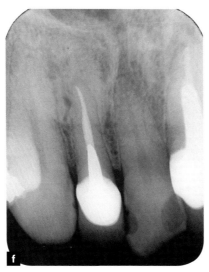

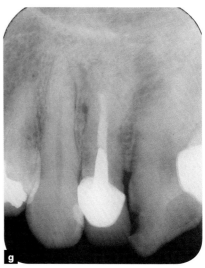

图11-5f 根管充填5年后，根尖周病变明显缩小。

图11-5g 根管充填7年后。

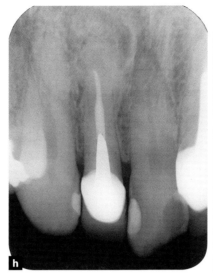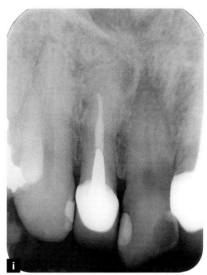

图11-5h 根管充填10年后。
图11-5i 根管充填17年后。

成功法则

①上颌侧切牙的根管向远中腭侧弯曲。
②重视与患者的信赖关系。

等，为了获得良好的根管内环境，反复认真冲洗根管，进行根管的"清理，扩大，预备"。从初诊开始经过约6个月时完成侧方加压根管充填（**图11-5c～i**）。

11-3 根尖周病变多年后复发

指南 对自己治疗的病例随访5年、10年和20年，观察疗效，会对今后的临床牙髓治疗帮助很大。治疗后经过长期观察的病例一旦发现问题，是否应该再次进行牙髓治疗。或者是否可以在治疗后马上进行修复治疗，是临床医生常常面临的艰难抉择。如果患者疼痛、肿胀、窦道等的**临床症状明显，X线片上可见大范围的根尖周病变，不要犹豫，要向患者说明进行根管再治疗的必要性**。

下面介绍的病例34，是得到患者的协助，可以进行远期疗效观察的病例，此病例未行冠部修复，根管治疗也未取得长期成功（**图11-6**）。

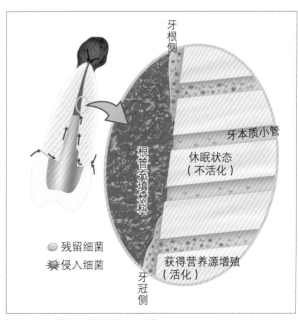

图11-6 残留细菌和侵入细菌。

病例
34 　疗效观察24年的病例

患者　21岁，女性。

主诉　⌐45疼痛（1986年9月）。

现病史　从约6个月前开始在附近的某牙科诊所接受牙科治疗，因为临床症状（疼痛和渗出液的排出）没有完全缓解，推荐进行更专业的检查和治疗，介绍来院。

病例说明

患牙⌐5牙冠部有用于根管治疗的暂封剂，⌐4修复体拆除，一部分有水门汀状的暂封剂。检查时两颗第一前磨牙叩诊（垂直）不适，⌐4的牙髓电活力诊断呈阳性反应（+）。术前的X线片上，可见⌐45的牙根间有米粒大小的透射影像，两颗第一前磨牙根尖周的透射影像稍小（**图11-7a，b**）。

患牙是单根根管，其断面形态是近远中窄的椭圆形。首先确认工作长度，最终根尖扩大［主尖锉（master apical file）］到#40K锉，然后用慢速车针（#2和#3）进行根管扩大预备。进行根管"清理，扩大，预备"时用次氯酸钠溶液仔细地进行根管冲洗，完全没有使用刺激性强的根管消毒剂等。

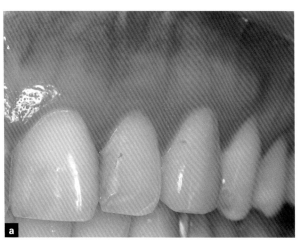

图11-7a　术前（正面观）。

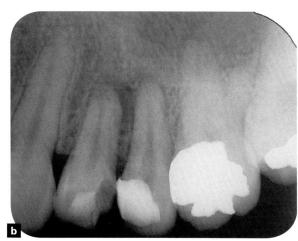

图11-7b　术前。

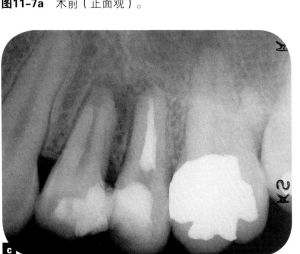

图11-7c　根管充填后即刻。

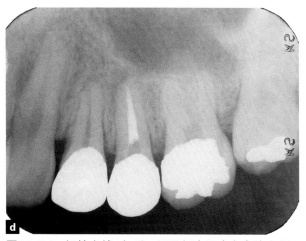

图11-7d　根管充填1年后。可见根尖周病变有缩小倾向。

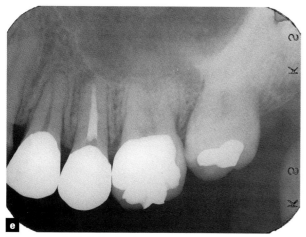

图11-7e　根管充填3年后。

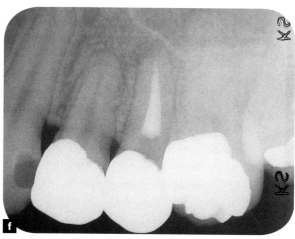

图11-7f　根管充填5年后。

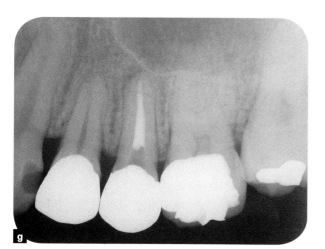

图11-7g　根管充填8年后。

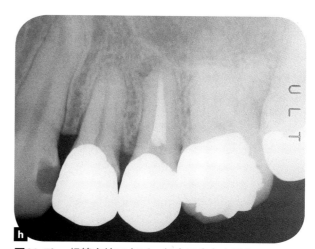

图11-7h　根管充填10年后。根尖周病变未消失。

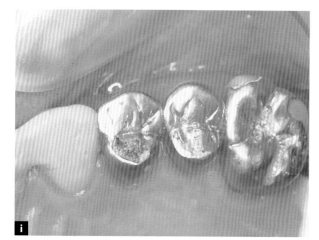

图11-7i　根管充填16年后。

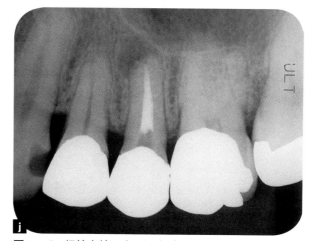

图11-7j　根管充填16年后。根尖周再现米粒大小的病变。

结果，临床症状（疼痛和渗出液的排出）在3周后进行第3次根管治疗时基本消失。约4周（第4次）

后，完成牙胶根管充填（**图11-7c**）。⌊4，因为牙髓电活力诊断为活髓，应该进行牙髓保存治疗，用

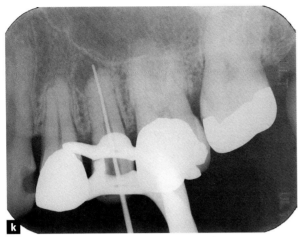

图11-7k　根管再治疗中。

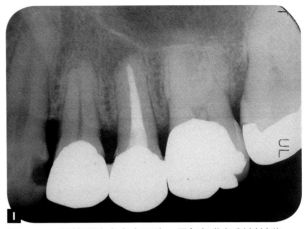

图11-7l　根管再治疗术中图片。用氢氧化钙制剂封药。

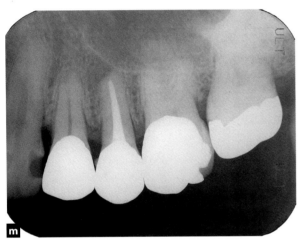

图11-7m　根管再治疗中。换牙胶尖进行根管充填。

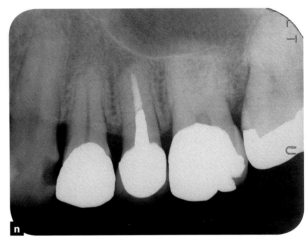

图11-7n　根管再充填1年后。

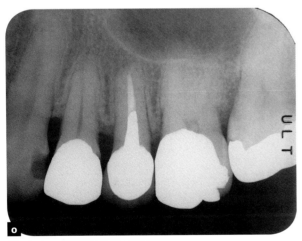

图11-7o　根管再充填3年后。

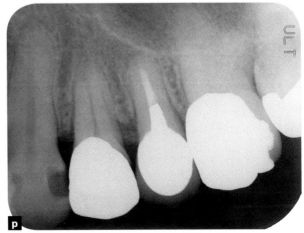

图11-7p　根管再充填5年后。

聚羧酸锌水门汀暂封，观察疗效，然后对4̲5̲的牙冠修复治疗，由初诊的牙科医生完成。

疗效观察

约1年后初诊的牙科诊所搬家，患者需要治疗其他牙再就诊。患者口内的龋齿及牙周治疗继续，同时可以继续观察5̲的疗效（**图11-7d ~ g**）。

经过10年的疗效观察，临床检查未见异常，X线片上观察到的根尖周病变有明显缩小的倾向（**图11-7h**）。

但是，约16年后，患者主诉"最近感觉咀嚼时有异样感""按压根尖部微痛"。拍摄5̲的X线根尖片，可见根尖周再现米粒大小的局限性病变（**图11-7i，j**）。向患者说明立即进行根管再治疗的必要性，开始再治疗。

去除铸造修复体咬合面的一部分，开髓，未见金属基台，可见水门汀充填。而且，可见根管内牙胶充填材料间的空隙。使用旋转切削车针（慢速车针#1和#2），去除牙胶尖到根管中央部，继续使用手动锉（K锉），用氯仿有机溶剂去除根尖部的牙胶尖。然后，可见根管充填材料的劣化和腐臭味。

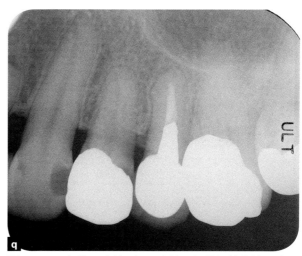

图11-7q　根管再充填7年后（从最初的根管充填开始经过23年）。

最终的根尖扩大［主尖锉（master apical file）］和上次一样，扩大到#40K锉，用次氯酸钠溶液和EDTA仔细进行根管冲洗。然后进行超声荡洗，用氢氧化钙制剂（Vitapex）封药（**图11-7k**），每个月换药1次，封药3个月，观察疗效（**图11-7l**）。临床无症状后，使用牙胶尖取代氢氧化钙制剂进行根管充填，戴入最终修复体（**图11-7m ~ q**）。

成功法则

①远期疗效观察的病例，时间越久越是担心残留细菌和冠部微渗漏。
②根管再治疗时，要有效使用根管封药。作为最终手段，考虑牙髓外科治疗也是明智的选择。

参考文献

[1] Kerekes K, Tronstad L. Long-term results of endodontic treatment performed with a standardized technique. J Endod 1979；5：83-90.

[2] Byström A, Happonen RP, Sjögren U, Sundquvist G. Healing of periapical lesion of pulpless teeth after endodontic treatment with controlled asepsis. Endod Dent Traumatol 1987；3：58-63.

[3] Sjögren U, Hägglund B, Sundqvist G, Wing K. Factors affecting the long-term results of endodontic treatment. J Endod 1990；16：498-504.

[4] Vire DE. Failure of endodontically treated teeth：classification and evaluation. J Endod 1991；17：338-342.

[5] Saunders WP, Saunders EM. Coronal leakage as a cause of failure in root-canal therapy. Endod Dent Traumatol 1994；10：105-108.

[6] Kvist T, Reit C, Esposito M, Mileman P, Bianchi S, Pettersson K, Andersson C. Prescribing endodontic retreatment：towards a theory of dentist behaviour. Int Endod J 1994；27：285-290.

[7] Buckley M, Spängberg LSW. The prevalence and technical quality of endodontic treatment in an American subpopulation. Oral Surg Oral Med Oral Pathol Oral Radiol Endod 1995；79：92-100.

[8] Peters LB, Wesselink PR, Moorer WR. The fate and the role of bactera left in root dentinal tubules. Int Endod J 1995；28：95-99.

[9] Orstavik D. Time-course and risk analyses of the development and healing of chronic apical periodontitis in man. Int Endod J 1996；29：150-155.

[10] Hayes SJ, Dummer PMH. Late failure of root canal therapy：a diagnostic and treatment planning challenge. Case report. Int Endod J 1997；30：68-71.

[11] Kvist T, Reit C. Results of endodontic retreatment：a randomized clinical study comparing surgical and nonsurgical procedures. J Endod 1999；25：814-817.

[12] Seltzer S. Long-term radiographic and histological observations of endodontically treated teeth. J. Endod 1999；25：818-822.

[13] Fuss Z, Lustig J, Tamse A. Prevalence of vertical root fractures in extracted endodontically treated teeth. Int Endod J 1999；32：283-286.

[14] Cotti E, Vargiu P, Dettori C, Mallarini G. Computerized tomography in the management and follow-up of extensive periapical lesion. Endod Dent Traumatol 1999；15：186-189.

[15] Tronstad L, Asbjornsen K, Doving L, Pedersen I, Eriksen HM. Influence of coronal restorations on the periapical health of endodontically treated teeth. Endod Dent Traumatol 2000；16：218-221.

[16] De Moor RJG, Hommez GMG, De Boever JG, Delme KIM, Martens GEI. Periapical health related to the quality of root canal treatment in a Belgian population. Int Endod J 2000；33：113-120.

[17] Jenkins SM, Hayes SJ, Dummer PMH. A study of endodontic treatment carried out in dental practice within the UK. Int Endod J 2001；34：16-22.

[18] Molven O, Halse A, Fristad I, MacDonald-Jankowski D. Periapical changes following root-canal treatment observed 20-27 years postoperatively. Int Endod J 2002；35：784-790.

[19] Iqbal MK, Johansson AA, Akeel RF, Bergenholtz A, Omar R. A retrospective analysis of factors associated with the periapical status of restored, endodontically treated teeth. Int J Prosthodont 2003；16：31-38.

[20] Dammaschke T, Steven D, Kaup M, Reiner KH. Long-term survival of root-canal-treated teeth：a retrospective study over 10 years. J Endod 2003；29：638-643.

[21] Salehrabi R, Rotstein I. Endodontic treatment outcomes in a large patient population in the USA：an epidemiological study. J Endod 2004；30：846-850.

[22] Walker R. Root canal morphology. In：Stock C, Walker R, Gulabivala K. eds. Endodontics 3rd ed. Elsevier Mosby, 2004；125-134.

[23] Wu MK, Dummer PMH, Wesselink PR. Consequences of and strategies to deal with residual post-treatment root canal infection. Int Endod J 2006；39：343-356.

[24] Zadik Y, Sandler V, Bechor R, Salehrabi R. Analysis of factors related to extraction of endodontically treated teeth. Oral Surg Oral Med Oral Pathol Oral Radiol Endod 2008：106（5）：e31-e35.

[25] Wu MK, Shemesh H, Wesselink PR. Limitations of previously published systematic reviews evaluating the outcome of endodontic treatment. Int Endod J 2009；42：656-666.

[26] Lin LM, Ricucci D, Lin J, Rosenberg PA. Nonsurgical root canal therapy of large cyst-like inflammatory periapical lesions and inflammatory apical cysts. J Endod 2009；35：607-615.

深度理解
之文献
11

在根管牙本质小管内残留的细菌的命运和作用

【文献来源】

Peters LB, Wesselink PR, Moorer WR. The fate and the role of bacteria left in root dentinal tubules. IntEndod J 1995; 28:95–99.

内容摘要

根管治疗的主要目的是对根管系统全体进行机械性和化学性的清理扩大，然后用稳定的充填材料严密地封闭根管。

另一方面，将所有的感染根管完全无菌化是困难的，到下次就诊时，为了防止残留的细菌繁殖，有临床医生强调根管消毒剂的必要性。也有报告显示，在无封药的病例中，根管内细菌数在2~4天基本回复到原来的状态。

该文阐述了残留在根管牙本质小管的细菌及其产物的归宿及作用，说明如何处置才能防止残留细菌产生不利影响。

为了防止根管扩大、预备后细菌繁殖，封入氢氧化钙制剂。目前认为氢氧化钙制剂具有消毒作用的同时，完全封闭根管系统，断绝了细菌的营养来源。

另外，按照正确操作流程完成根管扩大、预备后，仍残留的细菌不是根管治疗失败的原因。根管充填不完善可以诱发细菌的再繁殖，导致根管治疗失败。

研究的结果和结论——临床医生关注点

①进行完善根管扩大、预备，病例治疗的成功率高，原因是残留的细菌少。
②氢氧化钙制剂，具有消毒作用的同时，完全地封闭了根管系统，断绝了细菌的营养来源。
③良好的修复体，阻断了冠方的细菌营养来源。

结束语

当罹患龋齿或牙周病时，谁都希望能在最能信赖的牙科医生那里接受最规范的治疗。但是，牙科医生也会有不擅长的领域和不能做出准确判断的时候，从而导致误诊和治疗失败。只有在日常工作中一点一滴地钻研积累，磨砺技术才能满足患者的期待，避免悲剧发生。临床上每位牙科医生都不想发生失败，觉得治疗成功是"好事"，治疗失败则是"坏事"。但是，失败和挫折并不是简单的坏事，如果能从痛苦的经历中学习和反省，努力进取使之成为"明天的智慧"，失败可成为提高临床能力的宝贵经验。牙髓病治疗本来就是基础的口腔治疗，除外正畸专科医生，其他任何牙科医生都可以完成。如果心中充满对根管治疗的热情和追求，从明天开始为之努力，那就一定能够攻克所有的病变！

鹤町　保
2016年1月